DINAMISMO AL PRIMO CAFFE':

Sveglia il Corpo Senza Stress

Esplora esercizi leggeri e rinvigorenti che possono essere fatti mentre il caffè è in preparazione, offrendo un dolce ed efficace risveglio.

Di Gianluca Ferrero

Sommario

CAPITOLO 1. L'Alba di un Nuovo Benessere

1.1 L'importanza di un risveglio consapevole: Il concetto di iniziare la giornata con attenzione e presenza.

L'alba di un nuovo giorno porta con sé un'opportunità unica: quella di risvegliare il nostro essere in modo consapevole e armonioso, ponendo le fondamenta per un benessere che permea l'intera giornata. Al di là del semplice atto di abbandonare il mondo dei sogni per affrontare le responsabilità quotidiane, il risveglio può trasformarsi in un momento di profonda consapevolezza e riconnessione con sé stessi, un primo passo verso un benessere complessivo che va oltre la mera fisicità.

Nel silenzio ancora flebile dell'alba, quando il mondo esterno sembra sospeso in un attimo di calma anticipatoria, il modo in cui scegliamo di risvegliarci può influenzare non solo il nostro stato d'animo ma anche la nostra salute mentale e fisica. L'importanza di un risveglio consapevole risiede nella capacità di stabilire un contatto autentico con il proprio io interiore, di ascoltare i bisogni del corpo e della mente prima di immergersi nel flusso incessante delle attività quotidiane.

Alzarsi dal letto dovrebbe quindi essere considerato non solo un atto fisico ma anche un rituale di transizione, in cui ci si permette di prendere coscienza dei primi istanti del giorno con gratitudine e intenzionalità. Ciò significa sintonizzarsi con le proprie sensazioni, respirare profondamente e accogliere con gentilezza ogni emozione o pensiero che emerge, senza fretta di proiettarsi verso ciò che ci attende.

In questo contesto, la consapevolezza si manifesta come l'abilità di vivere il presente in ogni sua sfaccettatura, riconoscendo il valore di quei primi momenti di quiete per stabilire un tono positivo per il resto della giornata. Una pratica così intenzionale apre la porta a un risveglio non solo fisico ma anche mentale e spirituale, offrendo una prospettiva rinnovata su ciò che significa iniziare la giornata.

Quando ci alziamo con la mente già proiettata verso gli impegni e le preoccupazioni, perdiamo l'opportunità preziosa di stabilire un'adeguata connessione con noi stessi. Questa connessione, tuttavia, non richiede sforzi sovrumani o tempo eccessivo: basta qualche istante di quiete per riallinearsi con le proprie intenzioni e valori, per ricordarsi delle proprie priorità e per iniziare la giornata con un senso di pace e determinazione.

Incorporare questo risveglio consapevole nella routine mattutina significa creare uno spazio di calma in cui poter esplorare la propria interiorità, accogliendo con apertura e curiosità quanto emerge dall'incontro tra il sé e il nuovo giorno. Si tratta di una pratica che invita a riflettere sul significato profondo del risveglio, considerandolo non solo come un passaggio obbligato ma come un momento ricco di potenzialità.

Attraverso il risveglio consapevole, si impara a vedere ogni alba non solo come l'inizio di un nuovo giorno ma come l'alba di un nuovo benessere, in cui mente, corpo e spirito si intrecciano in un dialogo continuo e fecondo. Questo approccio pone le basi per un risveglio dolce ma profondamente efficace, preparando l'individuo a un incontro autentico con sé stesso e con il mondo, in un ciclo virtuoso di benessere e consapevolezza che si rinnova ogni mattina.

1.2 Il ruolo del caffè nel rituale mattutino: Discutere come un semplice atto come preparare il caffè può essere trasformato in un rituale di mindfulness.

Nel percorso verso un risveglio consapevole e rigenerante, il ruolo del caffè assume una dimensione che va oltre il semplice gesto di consumare una bevanda stimolante. All'interno della nostra routine mattutina, la preparazione del caffè si rivela un'opportunità unica di mindfulness, trasformandosi in un rituale carico di significato e presenza. Questo momento, apparentemente banale, diventa una porta d'accesso a un risveglio mentale e spirituale che complementa e arricchisce l'esperienza del risveglio fisico.

Dall'aroma penetrante dei chicchi appena macinati all'ascolto del fruscio dell'acqua che filtra attraverso la polvere nera, ogni passaggio nella preparazione del caffè invita a rallentare, a sintonizzarsi con il momento presente e a lasciare da parte le preoccupazioni per il futuro o i rimpianti del passato. Questa pausa intenzionale offre non solo una sosta nell'incessante flusso dei pensieri ma anche una possibilità di riconnettersi con i sensi, elevando un'azione quotidiana a un'esperienza sensoriale completa.

L'atto di preparare il caffè con attenzione e cura richiama l'importanza di dedicare a noi stessi momenti di qualità, anche nelle piccole azioni quotidiane. Si tratta di un esercizio di mindfulness che contribuisce a stabilire una connessione profonda con il qui e ora, promuovendo una maggiore consapevolezza di sé e un apprezzamento genuino per le piccole gioie della vita. Inoltre, questo rituale mattutino può diventare un momento di riflessione personale, in cui stabilire le proprie intenzioni per la giornata e avviare un dialogo interiore positivo e costruttivo.

Il caffè, quindi, non è solo un mezzo per ottenere una spinta di energia fisica; è anche un catalizzatore per un risveglio della mente e dello spirito. La sua preparazione e degustazione ci ricordano che ogni momento della nostra vita può essere investito di presenza e attenzione, trasformando anche le azioni più routinarie in fonti di ispirazione e benessere.

Questa sinergia tra la preparazione del caffè e il risveglio consapevole ci guida dolcemente verso il punto successivo: la scelta dell'attività fisica leggera. Dopo aver nutrito la mente e lo spirito, è naturale volgere l'attenzione al corpo, cercando di risvegliarlo con la stessa dolcezza e intenzionalità. Optare per esercizi mattutini leggeri rappresenta il ponte perfetto tra il risveglio mentale e quello fisico, creando un equilibrio armonioso che prepara l'individuo ad affrontare la giornata con energia rinnovata e uno spirito sereno.

In conclusione, il ruolo del caffè nel rituale mattutino simboleggia un'opportunità di connessione e presenza, fungendo da preludio ideale per un risveglio del corpo attraverso l'attività fisica leggera. Questa transizione dal piacere sensoriale della preparazione del caffè all'attivazione corporea attraverso lo stretching o la camminata evidenzia l'importanza di nutrire mente, spirito e corpo in modo integrato e consapevole, stabilendo le basi per un benessere olistico che inizia al primo caffè della giornata.

1.3 La scelta dell'attività fisica leggera: Introduzione agli esercizi mattutini come mezzo per risvegliare il corpo dolcemente.

Dopo aver accolto la nuova alba con un risveglio mentale attento e aver avviato la giornata con il piacere consapevole del caffè, il prossimo passo nel nostro viaggio verso un benessere integrato e complessivo si focalizza sulla scelta dell'attività fisica leggera. Questa fase del rituale mattutino è cruciale per risvegliare il corpo in maniera dolce ed efficace, creando un ponte naturale verso un'energia rinnovata e un benessere fisico che si estende ben oltre i primi momenti della giornata.

Optare per esercizi mattutini leggeri non solo attiva i muscoli e migliora la circolazione in modo gentile, ma invita anche a un'introspezione e a una connessione con il proprio corpo che rispecchia la mindfulness praticata nella preparazione del caffè. Attività come lo stretching, lo yoga, o una breve camminata all'aperto sono esempi eccellenti di come possiamo ascoltare e rispettare il nostro corpo, introducendolo gradualmente all'energia e ai movimenti della giornata che ci attende.

Questo approccio graduale all'esercizio fisico mattutino si distingue per la sua capacità di preparare il terreno per un risveglio più energico e consapevole, senza affaticare eccessivamente il corpo. Inoltre, queste pratiche leggere, ma profondamente efficaci, consentono di stabilire un dialogo tra mente e corpo, rafforzando la sinergia che è fondamentale per un benessere olistico. Incoraggiando la presenza mentale durante l'esercizio, ci si concentra sul respiro, sul movimento e sulla sensazione fisica del momento, promuovendo così un senso di equilibrio interiore e concentrazione.

Incorporare questi esercizi leggeri nella routine mattutina non richiede molto tempo o attrezzature speciali, ma l'impatto sul benessere generale può essere significativo. Stimolando dolcemente il corpo al risveglio, si migliora non solo la flessibilità e la mobilità ma anche l'umore, grazie al rilascio di endorfine, note come gli ormoni del benessere. Questa pratica iniziale di attivazione corporea pone le basi per una giornata vissuta con maggiore vitalità e presenza, riducendo il rischio di stress e affaticamento.

La transizione verso il punto 1.4 del nostro percorso, "Sinergia tra mente e corpo", emerge naturalmente da questa fase. Dopo aver nutrito la mente con la consapevolezza e il corpo con l'attività fisica leggera, siamo pronti a esplorare come l'integrazione di questi elementi crei una sinergia ottimale per il risveglio. Il caffè fornisce la spinta energetica, mentre l'esercizio fisico promuove il benessere mentale e la chiarezza, dimostrando che un approccio olistico al risveglio può amplificare i benefici per l'intero essere, preparandoci ad affrontare la giornata con una vitalità rinnovata e una mente lucida.

1.4 Sinergia tra mente e corpo: Spiegare come la combinazione di caffè ed esercizio mattutino può ottimizzare il risveglio.

Giunti al punto 1.4 del nostro percorso, "Sinergia tra mente e corpo", ci addentriamo nel cuore di un'esperienza mattutina trasformativa che combina le pratiche di risveglio mentale, la celebrazione del caffè come momento di mindfulness, e l'attivazione fisica attraverso esercizi leggeri. Questa fase rappresenta l'apice di un rituale che non solo sveglia delicatamente ma rinvigorisce ogni aspetto del nostro essere, dimostrando la potenza di un approccio olistico al benessere.

La sinergia tra mente e corpo è un concetto fondamentale nel percorso verso un risveglio e una giornata energica e consapevole. Questo equilibrio dinamico si basa sulla comprensione che il benessere fisico e mentale sono intrinsecamente collegati e che le pratiche che nutrono sia la mente sia il corpo possono amplificare i benefici su entrambi i livelli. La caffeina, con il suo effetto stimolante, e l'esercizio fisico, con il suo potere di liberare endorfine, lavorano in tandem per promuovere una sensazione di vitalità e chiarezza mentale.

Il momento in cui sorseggiamo il nostro primo caffè, lasciando che i suoi aromi e sapori ci risveglino i sensi, ci prepara a entrare in uno stato di maggiore consapevolezza e presenza. Seguendo questo con una serie di esercizi mirati, non soltanto attiviamo il nostro corpo ma anche liberiamo la mente dalle tensioni e dallo stress accumulati, promuovendo un senso di benessere generale. Questa combinazione crea le condizioni ideali per un risveglio che è allo stesso tempo vigoroso e sereno, permettendo di affrontare le sfide della giornata con energia rinnovata e una prospettiva positiva.

La pratica di integrare la preparazione e il consumo del caffè con l'attività fisica mattutina rappresenta una celebrazione della vita in tutte le sue dimensioni. Ci insegna a valorizzare e a sfruttare il potere di routine quotidiane, trasformandole in momenti di crescita personale e di consapevolezza. In questo contesto, il corpo e la mente non sono più entità separate ma parti di un unico sistema che, quando in armonia, esprime il massimo del proprio potenziale.

Guardando avanti verso il punto 1.5, "Impostare le intenzioni per il giorno", diventa evidente come la sinergia tra mente e corpo prepari il terreno per questa prossima fase cruciale. Con una chiarezza mentale affinata e un corpo energizzato, siamo meglio equipaggiati per riflettere sulle nostre intenzioni per la giornata che ci attende. Stabilire obiettivi e intenzioni consapevoli durante il nostro rituale mattutino ci permette di dare una direzione e un significato alle nostre azioni, assicurando che ogni momento della giornata sia vissuto con uno scopo e in allineamento con i nostri valori più profondi.

In conclusione, la sinergia tra mente e corpo non è solo una componente fondamentale di un risveglio ottimale, ma serve anche come fondamento su cui costruire il resto della nostra giornata. Incoraggiandoci a vivere ogni momento con intenzionalità e presenza, ci guida verso una vita di maggiore soddisfazione e realizzazione personale.

1.5 Impostare le intenzioni per il giorno: Guidare il lettore su come stabilire obiettivi giornalieri durante questo rituale mattutino.

Proseguendo nel nostro viaggio di risveglio consapevole, dopo aver esplorato la sinergia tra mente e corpo, giungiamo al punto 1.5, "Impostare le intenzioni per il giorno". Questa fase del rituale mattutino è cruciale per dare forma e direzione alle ore che seguiranno, fungendo da ponte tra il risveglio personale e la partecipazione attiva al mondo esterno. Impostare intenzioni chiare per la giornata non è semplicemente un atto di riflessione; è un potente strumento di trasformazione personale che ci permette di vivere con proposito e consapevolezza.

La pratica di stabilire intenzioni giornaliere parte dalla comprensione che ogni giorno offre una tela bianca su cui possiamo dipingere le esperienze che desideriamo vivere. Le nostre intenzioni fungono da pennelli con cui coloriamo questa tela, guidati dai valori e dagli obiettivi che sono importanti per noi. Questo processo inizia con momenti di silenzio e contemplazione, in cui riflettiamo sui nostri desideri più profondi e su come possiamo manifestarli attraverso le nostre azioni quotidiane.

Attraverso la definizione di obiettivi specifici, sia pratici sia spirituali, creiamo un ponte tra il mondo interiore dei desideri e il mondo esterno delle azioni. Questo atto di chiarificazione aiuta a focalizzare l'energia e la concentrazione, riducendo la dispersione e aumentando la probabilità di realizzare ciò che ci proponiamo. Le intenzioni possono variare da obiettivi semplici, come approcciare le situazioni con gentilezza e apertura, a mete più concrete, come completare un progetto o dedicare tempo alla cura personale.

Stabilire intenzioni permette anche di navigare la giornata con maggiore flessibilità e resilienza. Quando incontriamo ostacoli o sfide, ricordare le nostre intenzioni ci può aiutare a mantenere la calma e a trovare soluzioni creative, rimanendo ancorati ai nostri valori fondamentali. In questo modo, le intenzioni diventano non solo una bussola per la direzione giornaliera ma anche un'ancora di stabilità nei momenti di incertezza.

Mentre ci avviciniamo al capitolo successivo, "La Scienza del Risveglio", la pratica di impostare le intenzioni assume una nuova luce. Comprendere i cicli del sonno e i meccanismi biologici che influenzano il nostro risveglio ci offre strumenti aggiuntivi per ottimizzare il nostro benessere quotidiano. La scienza ci insegna che un risveglio naturale e armonioso è fondamentale per una giornata produttiva e soddisfacente, e le intenzioni che stabiliamo al mattino possono essere alimentate da questa comprensione, creando una sinergia tra il nostro benessere fisico e gli obiettivi personali e professionali.

In conclusione, impostare le intenzioni per il giorno è un passo fondamentale che collega il nostro stato di risveglio interiore con le azioni esterne che definiscono la nostra vita quotidiana. Questa pratica non solo arricchisce il nostro viaggio personale ma ci prepara anche a interagire con il mondo in modo più significativo e intenzionale, guidati da un senso di scopo e da una visione chiara del futuro che desideriamo costruire.

CAPITOLO 2. La Scienza del Risveglio

2.1 Cicli del sonno e risveglio naturale: Esaminare come i cicli del sonno influenzano il nostro stato al risveglio.

Avanzando nel nostro percorso verso un risveglio e una giornata ottimali, ci imbattiamo nel capitolo 2.1, "Cicli del sonno e risveglio naturale". Questa sezione si propone di approfondire la comprensione scientifica dei ritmi circadiani e di come influenzano la nostra qualità del sonno e del risveglio, gettando le basi per apprezzare pienamente l'importanza di sincronizzare le nostre routine con i cicli naturali del nostro corpo.

I cicli del sonno, composti da diverse fasi che si alternano nel corso della notte, giocano un ruolo cruciale nel determinare come ci sentiamo al risveglio. La transizione tra le fasi di sonno leggero, sonno profondo e sonno REM (Rapid Eye Movement) influisce sulla nostra energia, umore e capacità cognitive. Risvegliarsi durante una fase di sonno leggero, per esempio, tende a rendere il risveglio meno traumatico e più naturale, permettendoci di iniziare la giornata con una sensazione di freschezza e vigore.

Comprendere i ritmi circadiani, che regolano il nostro ciclo sonno-veglia in risposta alla luce ambientale, offre preziosi spunti su come ottimizzare le nostre routine quotidiane. La luce del mattino segnala al nostro corpo che è il momento di svegliarsi, attivando processi biologici che aumentano l'attenzione e l'energia. Al contrario, la diminuzione della luce al tramonto prepara il corpo al riposo. Sintonizzare le nostre attività con questi segnali naturali può migliorare notevolmente la qualità del nostro riposo e del nostro risveglio.

La scienza ci insegna anche che modificare l'ambiente di sonno per meglio riflettere i ritmi naturali può avere un impatto significativo sul nostro benessere. Ciò include strategie come ridurre l'esposizione alla luce blu dei dispositivi elettronici prima di dormire e assicurarsi che la camera da letto sia un'oasi di tranquillità, buia e fresca, per facilitare un sonno profondo e ristoratore.

Con queste conoscenze come fondamento, il passaggio al punto successivo, "Benefici ormonali dell'esercizio al mattino", diventa una progressione logica. Il risveglio in armonia con i cicli naturali del nostro corpo non solo migliora la qualità del sonno ma ci prepara anche a sfruttare al meglio i benefici ormonali dell'attività fisica mattutina. L'esercizio, eseguito in un momento in cui il nostro corpo è naturalmente predisposto per la veglia e l'attività, può amplificare gli effetti positivi sul nostro stato d'animo e sulle nostre energie per il resto della giornata.

In conclusione, capire e rispettare i cicli del sonno e i ritmi circadiani non solo facilita un risveglio più piacevole ma pone anche le basi per una giornata caratterizzata da maggiore energia, produttività e benessere generale. Questa consapevolezza ci permette di adattare le nostre routine in modo che supportino il funzionamento ottimale del nostro corpo, creando un ciclo virtuoso di salute e vitalità che inizia con il momento in cui apriamo gli occhi al mattino.

2.2 Benefici ormonali dell'esercizio al mattino: Analizzare l'effetto dell'attività fisica sui livelli di cortisolo e endorfine.

Il capitolo 2.2 del nostro libro, "Benefici ormonali dell'esercizio al mattino", si addentra nella scienza dietro l'impatto dell'attività fisica mattutina sui livelli ormonali, evidenziando come questa pratica possa influenzare positivamente il nostro benessere quotidiano. Questa sezione non solo approfondisce la comprensione dei meccanismi biologici attivati dall'esercizio fisico ma offre anche una connessione diretta con il concetto precedente dei cicli del sonno e del risveglio naturale, creando un quadro complessivo di come il movimento consapevole al mattino possa armonizzare il nostro stato fisico e mentale.

L'esercizio fisico al mattino ha un impatto significativo sui nostri ormoni, due dei quali, il cortisolo e le endorfine, giocano ruoli cruciali. Il cortisolo, comunemente noto come l'ormone dello stress, ha un ritmo circadiano che prevede un picco naturale al mattino, preparando il corpo per l'attività e la veglia. L'attività fisica mattutina può sfruttare questo picco naturale di cortisolo, ottimizzando il nostro livello di vigilanza e prontezza, e facilitando al contempo una regolazione dello stress più equilibrata durante il giorno.

Parallelamente, l'esercizio stimola la produzione di endorfine, gli ormoni legati alla sensazione di benessere e felicità. Le endorfine aiutano a mitigare l'effetto dello stress e del dolore, promuovendo una sensazione di euforia spesso denominata come "l'alta del corridore". Iniziare la giornata con un'attività che promuove il rilascio di endorfine può dunque migliorare notevolmente il nostro umore e la nostra prospettiva generale, fornendoci una base solida di positività e resistenza allo stress.

La pratica regolare dell'esercizio fisico al mattino non solo sfrutta questi meccanismi ormonali a nostro favore ma innesca anche una serie di benefici a lungo termine, tra cui una migliore regolazione del ritmo circadiano, un sonno di qualità superiore, e un miglioramento generale della salute fisica e mentale. Questo ciclo virtuoso tra esercizio, ormoni, e benessere evidenzia come una routine mattutina attiva possa essere uno dei pilastri per una vita sana ed equilibrata.

Avanzando verso il punto successivo, "Caffeina e sue proprietà stimolanti", possiamo vedere come l'esercizio fisico mattutino prepari il terreno per comprendere e sfruttare i benefici della caffeina, non solo come stimolante ma come componente di una routine di risveglio olistica. La caffeina, consumata in modo consapevole dopo l'esercizio, può amplificare ulteriormente i benefici dell'attività fisica, migliorando la concentrazione e l'energia per le attività successive.

In conclusione, l'incorporazione dell'esercizio fisico al mattino nel nostro rituale di risveglio sfrutta i meccanismi ormonali naturali del nostro corpo a nostro favore, migliorando la nostra salute fisica ed emotiva e preparandoci a sfruttare al meglio i benefici stimolanti della caffeina. Questa sinergia tra movimento e mente crea una fondazione robusta per una giornata piena di energia, produttività e benessere.

2.3 Caffeina e sue proprietà stimolanti: Discussione scientifica sugli effetti della caffeina sul corpo umano.

Nel proseguire il nostro viaggio attraverso le pratiche mattutine che risvegliano e nutrono il corpo senza stress, arriviamo al capitolo 2.3, dedicato alla "Caffeina e sue proprietà stimolanti". Questa sezione esplora la natura e gli effetti della caffeina come stimolante, illuminando come il suo consumo consapevole si inserisca in una routine mattutina orientata al benessere e all'attivazione del corpo e della mente. L'integrazione della caffeina dopo l'esercizio fisico mattutino sfrutta un'altra dimensione del risveglio, creando un equilibrio tra stimolazione naturale e supporto chimico.

La caffeina agisce sul nostro sistema nervoso centrale bloccando i recettori dell'adenosina, un neurotrasmettitore che promuove il sonno e la sensazione di stanchezza. Inibendo l'azione dell'adenosina, la caffeina aumenta temporaneamente la vigilanza e la concentrazione, riducendo la percezione di fatica. Questo effetto rende il caffè o altre bevande contenenti caffeina strumenti potenti per migliorare la performance cognitiva e fisica, soprattutto nelle ore successive al risveglio.

Incorporare la caffeina nella routine mattutina, in seguito all'esercizio fisico, offre un doppio vantaggio: mentre l'attività fisica eleva naturalmente i livelli di energia e migliora l'umore attraverso il rilascio di endorfine, la caffeina fornisce un ulteriore boost di attenzione e focus. Questa combinazione strategica permette di massimizzare i benefici sia dell'esercizio sia del consumo di caffeina, ottimizzando le capacità cognitive e fisiche per affrontare la giornata con rinnovata energia.

Tuttavia, è importante considerare il consumo di caffeina con attenzione e moderazione. La sensibilità alla caffeina varia significativamente tra gli individui, e l'eccesso può portare a effetti indesiderati come ansia, insonnia e palpazioni. Personalizzare l'assunzione di caffeina in base alle proprie esigenze e reazioni, e posizionarla strategicamente dopo l'esercizio fisico mattutino, può aiutare a sfruttare i suoi benefici senza sovraccaricare il sistema nervoso.

Il collegamento al punto successivo, "Interazione esercizio-caffeina sul corpo", emerge naturalmente da questa discussione. Esaminando come l'esercizio fisico e la caffeina interagiscono per ottimizzare il risveglio e l'energia per il resto della giornata, possiamo approfondire la nostra comprensione di come le pratiche mattutine influenzino il benessere olistico. Questa sinergia tra esercizio e caffeina non solo aumenta la produttività e l'alertness ma supporta anche un approccio equilibrato alla gestione dell'energia, del benessere mentale e della salute fisica.

In conclusione, la caffeina, quando integrata consapevolmente in una routine mattutina che include esercizio fisico, offre un modo efficace per stimolare la mente e il corpo, preparandoci a una giornata di successo. Questo capitolo ci invita a considerare come possiamo sfruttare in modo ottimale gli stimolanti naturali e i supporti chimici per promuovere il benessere e migliorare la nostra qualità di vita quotidiana.

2.4 Interazione esercizio-caffeina sul corpo: Esplorare come l'esercizio e il caffè lavorano insieme per un risveglio ottimale.

Proseguendo nel percorso delineato dal nostro libro, il punto 2.4, "Interazione esercizio-caffeina sul corpo", si addentra nell'esplorazione dell'affascinante sinergia tra l'attività fisica mattutina e l'assunzione di caffeina. Questo capitolo mira a svelare come l'integrazione consapevole di questi due elementi possa amplificare i benefici per il corpo e la mente, configurandosi come una strategia ottimale per massimizzare il risveglio e la preparazione alla giornata.

L'esercizio fisico e la caffeina, ciascuno con i propri meccanismi di azione, interagiscono in modo tale da potenziare reciprocatamene i loro effetti benefici. L'esercizio, con il suo impatto sui sistemi cardiovascolare e muscolare, non solo aumenta la circolazione sanguigna e migliora l'ossigenazione dei tessuti ma stimola anche la produzione di varie sostanze chimiche benefiche, tra cui le endorfine, che promuovono il benessere e attenuano il dolore. La caffeina, a sua volta, agendo principalmente sul sistema nervoso centrale, migliora l'attenzione, la concentrazione e riduce la percezione della fatica.

Quando l'esercizio fisico viene seguito dall'assunzione di caffeina, il corpo sperimenta un elevato stato di attivazione e prontezza. La caffeina può prolungare gli effetti dell'esercizio sull'umore e sull'energia, rendendo questo accoppiamento particolarmente efficace per chi cerca di ottimizzare la propria performance cognitiva e fisica nelle ore successive. Inoltre, la combinazione di esercizio e caffeina ha dimostrato di migliorare la capacità di concentrazione e la memoria a breve termine, facilitando l'ingresso in uno stato di flusso, in cui le attività vengono eseguite con maggiore facilità e soddisfazione.

Tuttavia, è fondamentale approcciare questa interazione con una comprensione dei propri limiti e sensibilità. La quantità di caffeina e l'intensità dell'esercizio dovrebbero essere adattate alle esigenze individuali, per evitare sovraccarichi che potrebbero portare a stress e affaticamento. La personalizzazione e l'ascolto del proprio corpo sono quindi aspetti chiave per trarre il massimo vantaggio da questa sinergia senza incorrere in effetti controproducenti.

Il collegamento al punto successivo, "Consigli pratici basati sulla scienza", nasce naturalmente dall'analisi dell'interazione esercizio-caffeina. Avendo compreso come questi elementi lavorino insieme per migliorare il benessere fisico e mentale, è logico volgersi verso l'applicazione pratica di questa conoscenza. Il prossimo capitolo si propone di fornire suggerimenti basati su evidenze scientifiche per integrare efficacemente esercizio fisico e caffeina nella routine mattutina, con l'obiettivo di ottimizzare i risvegli e migliorare la qualità della vita quotidiana.

In conclusione, l'esplorazione dell'interazione tra esercizio fisico e caffeina apre la strada a una comprensione più profonda di come possiamo armonizzare le pratiche di benessere per sostenere un risveglio energico e una giornata produttiva. Questo approccio olistico, basato sulla scienza, ci invita a considerare con attenzione le nostre scelte quotidiane per potenziare il benessere generale e vivere ogni giorno al massimo del nostro potenziale.

2.5 Consigli pratici basati sulla scienza: Offrire suggerimenti per integrare questi concetti nella routine mattutina.

Il punto 2.5 del nostro percorso, "Consigli pratici basati sulla scienza", serve come ponte tra la teoria e la pratica, offrendo agli lettori strumenti tangibili per integrare le conoscenze acquisite nei capitoli precedenti nella loro routine mattutina. Questo capitolo si focalizza su come applicare in maniera efficace le informazioni riguardanti i cicli del sonno, i benefici ormonali dell'esercizio mattutino, le proprietà stimolanti della caffeina e l'interazione tra esercizio e caffeina, al fine di ottimizzare il risveglio e la vitalità durante la giornata.

Uno dei consigli fondamentali riguarda la sincronizzazione del risveglio con i cicli del sonno naturali. Utilizzando applicazioni o dispositivi in grado di monitorare le fasi del sonno, è possibile cercare di svegliarsi durante una fase di sonno leggero, riducendo così la sensazione di stordimento e migliorando l'energia mattutina. Questo approccio si basa sulla comprensione dei ritmi circadiani e sulla loro importanza per un risveglio naturale e meno traumatico.

Per quanto riguarda l'esercizio fisico, viene consigliato di iniziare la giornata con attività leggere o moderate, come una passeggiata veloce, yoga o stretching, che possono aumentare il flusso sanguigno e stimolare il rilascio di endorfine, migliorando l'umore e la concentrazione. È importante ascoltare il proprio corpo e scegliere esercizi che si adattino alle proprie condizioni fisiche, preferenze e obiettivi.

Quando si parla di caffeina, il consiglio è di consumarla in modo consapevole, tenendo conto della propria tolleranza e degli effetti che può avere sul corpo. Per molti, una piccola dose di caffeina dopo l'esercizio può offrire il picco di energia necessario per iniziare la giornata. Tuttavia, è cruciale evitare il consumo eccessivo e prestare attenzione al timing, preferendo le prime ore del mattino per non interferire con i cicli del sonno successivi.

Infine, l'integrazione tra esercizio e caffeina richiede una comprensione delle proprie esigenze e reazioni personali. Sperimentare con diversi timing e intensità può aiutare a trovare il proprio equilibrio ideale, massimizzando i benefici di entrambi senza sovraccaricare il sistema.

Questo capitolo conclude con un invito alla riflessione e alla sperimentazione personale, sottolineando l'importanza di adattare le raccomandazioni generali alle proprie esigenze uniche. L'obiettivo è fornire ai lettori gli strumenti per costruire una routine mattutina che non solo risvegli il corpo in modo ottimale ma contribuisca anche al benessere generale e alla qualità della vita.

Passando al punto 3.1, "Creare uno spazio di calma", questo consiglio pratico serve come introduzione al concetto di preparazione mentale per la giornata, segnando una transizione dal risveglio fisico e dalla stimolazione alla cura dello spazio interiore e della mente. Questo approccio olistico, che abbraccia tanto il corpo quanto la mente, rappresenta la chiave per un risveglio completo e un'esistenza quotidiana arricchita e piena di significato.

CAPITOLO 3. Prima del Caffè: Preparazione Mentale

3.1 Creare uno spazio di calma: L'importanza di iniziare la giornata in un ambiente tranquillo.

Nel cuore della nostra esplorazione su come iniziare la giornata con serenità e consapevolezza, il capitolo 3.1, "Creare uno spazio di calma", mette in luce l'importanza vitale di costruire un ambiente che faciliti un risveglio graduale e senza stress. Questo aspetto del risveglio non riguarda solo l'ambiente fisico, ma anche lo spazio mentale ed emotivo che ci prepariamo al mattino. Creare uno spazio di calma non è solo un atto di cura personale ma una pratica che posa le fondamenta per una giornata vissuta con maggiore presenza, efficienza e gioia.

Il concetto di spazio calmo va oltre la semplice organizzazione o decorazione della propria stanza da letto o area di risveglio. Si tratta piuttosto di creare un ambiente che favorisca la tranquillità mentale e la concentrazione. Questo può includere l'eliminazione delle distrazioni digitali, come telefoni cellulari o altri dispositivi elettronici, che possono invadere i primi momenti di quiete con rumore e ansia. Allo stesso tempo, può significare incorporare elementi che stimolano i sensi in modo dolce, come luci soffuse, colori rilassanti, o suoni della natura.

Inoltre, la preparazione dello spazio fisico per riflettere e accogliere la calma invita a un'analoga preparazione dello spazio interiore. Questo si traduce nel prendersi un momento per respirare profondamente, liberare la mente dai pensieri del giorno precedente o dalle preoccupazioni per il futuro, e semplicemente essere presenti. Questo tipo di pratica, che può essere amplificata attraverso la meditazione o la mindfulness, consente di iniziare la giornata con una chiarezza e serenità che influenzeranno positivamente tutte le attività successive.

Questo approccio consapevole al risveglio si collega naturalmente al prossimo punto, "Tecniche di respirazione per il risveglio", poiché la creazione di uno spazio di calma è sia il contesto fisico che il preludio mentale per pratiche più dirette di consapevolezza e centratura. Le tecniche di respirazione, inserite in un ambiente già predisposto alla calma, possono aumentare notevolmente l'efficacia di queste pratiche, arricchendo ulteriormente il processo di risveglio e preparazione per la giornata.

In conclusione, la creazione di uno spazio di calma al mattino rappresenta un elemento fondamentale nella costruzione di una routine quotidiana che non solo rispetta ma celebra il passaggio dal riposo all'attività. Attraverso la cura dell'ambiente fisico e la coltivazione di uno spazio interiore tranquillo, possiamo influenzare profondamente il nostro benessere, la nostra produttività e la nostra felicità. Questa pratica non solo prepara il terreno per tecniche di risveglio più specifiche ma instilla anche un'abitudine di presenza e consapevolezza che permea ogni aspetto della nostra vita.

3.2 Tecniche di respirazione per il risveglio: Introduzione a esercizi di respirazione che promuovono la calma e la concentrazione.

Proseguendo nella nostra esplorazione delle pratiche mattutine rivitalizzanti, ci addentriamo nel capitolo 3.2, "Tecniche di respirazione per il risveglio", che evidenzia come l'uso consapevole del respiro possa fungere da potente strumento per attivare la mente e il corpo, facilitando un risveglio armonioso e pieno di energia. Questo capitolo costruisce sull'importanza di creare uno spazio di calma, introducendo la pratica della respirazione come metodo per rafforzare ulteriormente il legame tra il nostro stato interiore e l'ambiente circostante, preparandoci efficacemente per le sfide e le opportunità della giornata.

Le tecniche di respirazione al mattino offrono numerosi benefici, tra cui l'abbassamento dei livelli di stress, l'aumento della concentrazione e una maggiore ossigenazione del sangue, contribuendo a un senso di rinnovamento e vigore. Iniziare la giornata focalizzandosi sulla propria respirazione consente di stabilire un ritmo interiore che promuove equilibrio e serenità, ponendo le basi per un approccio più intenzionale e presente a tutte le attività successive.

Una tecnica fondamentale presentata in questo capitolo è la respirazione diaframmatica, o respirazione profonda, che coinvolge un'espansione consapevole dell'addome durante l'inspirazione e una contrazione durante l'espirazione. Questo tipo di respirazione stimola il nervo vago e attiva la risposta di rilassamento del corpo, contrastando gli effetti dello stress e preparando la mente e il corpo per un risveglio dolce ma energico.

Un'altra pratica suggerita è la tecnica del "respiro a 4-7-8", in cui si inspira silenziosamente attraverso il naso contando fino a quattro, si trattiene il respiro contando fino a sette e si espira completamente dalla bocca contando fino a otto. Questo esercizio non solo aiuta a ridurre l'ansia ma migliora anche la concentrazione e la prontezza mentale, rendendolo ideale per prepararsi a giornate impegnative.

Queste pratiche di respirazione, inserite all'interno di uno spazio calmo e sereno, non solo arricchiscono l'esperienza del risveglio ma stabiliscono anche un ponte verso il capitolo successivo, "Visualizzazione positiva". Imparare a gestire il proprio respiro consente di accedere a uno stato di maggiore consapevolezza e controllo, creando il contesto ideale per iniziare a visualizzare positivamente gli obiettivi e le aspirazioni per il giorno che sta per iniziarsi. Questa progressione naturale dalle tecniche di respirazione alla pratica della visualizzazione enfatizza come un risveglio consapevole e intenzionale possa influenzare profondamente la nostra capacità di navigare la vita quotidiana con fiducia, calma e ottimismo.

In conclusione, le tecniche di respirazione per il risveglio non solo rafforzano la nostra connessione corpo-mente ma servono anche come fondamento per una giornata vissuta con maggiore presenza e intenzionalità. Questo capitolo invita i lettori a riconoscere il potere del respiro come strumento di trasformazione personale e come preparazione ottimale alle pratiche di visualizzazione positiva e mindfulness che seguono, offrendo un percorso comprensivo verso il benessere olistico e l'empowerment personale.

3.3 Visualizzazione positiva: Utilizzare la visualizzazione per impostare un'atmosfera mentale positiva.

Avanzando nella nostra esplorazione delle pratiche mattutine rinvigorenti, ci addentriamo nel capitolo 3.3, "Visualizzazione positiva". Questo segmento approfondisce il potente strumento della visualizzazione, utilizzato per impostare una mentalità ottimistica e proattiva che può influenzare significativamente il corso della nostra giornata. Costruendo sulle fondamenta create dalle tecniche di respirazione per il risveglio, la visualizzazione positiva ci invita a creare mentalmente immagini che riflettono i nostri obiettivi, speranze e aspirazioni, stabilendo un collegamento emotivo e cognitivo con i nostri desideri più profondi.

La pratica della visualizzazione positiva si basa sul principio che immaginare chiaramente sé stessi nel raggiungere un obiettivo o vivere una situazione desiderata può aumentare la motivazione e la probabilità di successo nella vita reale. Questo approccio, supportato da ricerche nel campo della psicologia dello sport e della neuroscienza, suggerisce che il cervello interpreta queste visualizzazioni come esperienze vicine alla realtà, preparando così il corpo e la mente ad agire in modi che allineano le nostre azioni interne con quelle immagini.

Iniziare la giornata dedicando alcuni momenti alla visualizzazione positiva può servire a rafforzare la fiducia in sé, ridurre l'ansia di fronte alle sfide imminenti e migliorare il focus su ciò che è veramente importante. Questa pratica può essere particolarmente efficace dopo aver centrato il corpo e la mente attraverso esercizi di respirazione, poiché in uno stato di rilassamento e consapevolezza aumentata, la mente è più recettiva e capace di immaginare con vividezza e dettaglio.

La visualizzazione può variare da immagini semplici, come vedersi terminare con successo un progetto lavorativo o godere di momenti di connessione con persone care, a scenari più complessi che riguardano obiettivi a lungo termine o trasformazioni personali. La chiave è avvicinarsi a questa pratica con un atteggiamento di apertura e senza giudizio, permettendo alle proprie aspirazioni di prendere forma liberamente nella mente.

Questa pratica di visualizzazione positiva si connette naturalmente al successivo punto, "Meditazione e mindfulness", poiché entrambe le tecniche richiedono e promuovono una presenza attenta e consapevole. Mentre la visualizzazione si concentra sulla creazione di immagini mentali specifiche, la meditazione e la mindfulness approfondiscono questa connessione con il momento presente, insegnando a osservare i pensieri e le emozioni senza attaccamento, rafforzando così la nostra capacità di rimanere centrati e sereni di fronte alle varie circostanze della vita.

In conclusione, il capitolo sulla visualizzazione positiva riconosce e sottolinea il potere che le nostre menti hanno di influenzare la realtà esterna. Attraverso l'adozione di questa pratica come parte della routine mattutina, possiamo iniziare ogni giornata con un senso rinnovato di scopo e possibilità, preparandoci ad affrontare le sfide con fiducia e a perseguire i nostri obiettivi con determinazione. Questo processo non solo arricchisce la nostra esperienza quotidiana ma ci guida verso un percorso di crescita e realizzazione personale.

3,4 Meditazione e mindfulness: Breve guida su come incorporare la meditazione nella routine mattutina.

Approfondendo ulteriormente il nostro viaggio verso un risveglio consapevole e arricchente, il capitolo 3.4 si concentra su "Meditazione e mindfulness" come pratiche essenziali per coltivare una presenza mentale e una pace interiore che possono trasformare radicalmente il modo in cui affrontiamo la giornata. Seguendo il percorso tracciato dalla visualizzazione positiva, questo capitolo si propone di esplorare come l'integrazione della meditazione e della mindfulness nella routine mattutina possa non solo approfondire il nostro risveglio consapevole ma anche fornire una base solida di equilibrio e serenità per tutte le attività che seguono.

La meditazione, in particolare, invita a dedicare un tempo specifico al silenzio e alla riflessione interiore, permettendo di osservare i propri pensieri ed emozioni senza giudizio. Questa pratica può variare da tecniche di concentrazione su un oggetto, suono o mantra, a meditazioni di consapevolezza aperta, dove l'attenzione si muove liberamente tra le esperienze sensoriali e interne. L'obiettivo è di raggiungere uno stato di quiete mentale, riducendo lo stress e incrementando la consapevolezza di sé.

Parallelamente, la mindfulness, o piena consapevolezza, si concentra sull'essere completamente presenti e attenti al momento attuale, accogliendo ogni esperienza senza attaccamento o resistenza. Praticare la mindfulness al risveglio, attraverso semplici attività come l'osservazione consapevole del proprio respiro o l'attenzione dedicata ai gesti quotidiani, aiuta a stabilire un tono di calma e presenza che permea l'intera giornata. Questo stato di attenzione aperta favorisce una maggiore resilienza emotiva e una capacità migliorata di gestire lo stress e le sfide.

L'adozione di queste pratiche al mattino crea un potente effetto sinergico con le tecniche di respirazione e visualizzazione positiva discusse in precedenza, amplificando i benefici per il benessere mentale e fisico. Insieme, formano un rituale mattutino che non solo risveglia dolcemente il corpo ma nutre e centra la mente, fornendo gli strumenti necessari per affrontare la giornata con grazia, efficienza e una sensazione di benessere radicata.

Questo approccio olistico al risveglio trova una naturale continuità nel punto successivo, "Riscaldamento mentale prima dell'esercizio", dove l'attenzione si sposta sull'importanza di preparare la mente per l'attività fisica. Dopo aver stabilizzato e centrato la mente attraverso la meditazione e la mindfulness, siamo in una posizione ideale per affrontare l'esercizio fisico con un'attenzione piena, massimizzando i benefici dell'attività fisica e integrando mente, corpo e spirito in un'esperienza unificata di risveglio e rinnovamento.

In conclusione, l'inclusione della meditazione e della mindfulness nella routine mattutina rappresenta una pratica fondamentale per chiunque desideri vivere una vita più consapevole, equilibrata e soddisfacente. Queste pratiche non solo migliorano la qualità del risveglio ma agiscono come pilastri per una giornata vissuta con maggiore presenza, apertura e connessione con sé stessi e con il mondo circostante, offrendo una risorsa preziosa per il benessere personale e la crescita spirituale.

3.5 Riscaldamento mentale prima dell'esercizio: Preparare la mente per l'attività fisica con un focus specifico.

Il punto 3.5 del nostro libro, "Riscaldamento mentale prima dell'esercizio", si focalizza sull'importanza di preparare la mente per l'attività fisica, un passo essenziale per un risveglio completo che armonizza e sincronizza mente e corpo. Dopo aver esplorato le tecniche di meditazione e mindfulness per centrare la mente e nutrire lo spirito, questo capitolo propone un ponte verso l'attivazione fisica, enfatizzando come un approccio mentale consapevole possa ottimizzare i benefici dell'esercizio e promuovere un benessere olistico.

La preparazione mentale prima dell'esercizio si basa sulla convinzione che la mente e il corpo siano profondamente interconnessi, e che l'atteggiamento con cui ci approcciamo all'attività fisica possa influenzare significativamente l'efficacia e l'esperienza dell'esercizio stesso. Attraverso la visualizzazione, l'affermazione di intenti positivi e la focalizzazione consapevole, possiamo predisporre il nostro stato d'animo e la nostra energia verso risultati ottimali, sia in termini di performance fisica che di benessere emotivo e mentale.

Il riscaldamento mentale incoraggia a prendersi un momento prima dell'inizio dell'attività fisica per visualizzare il successo dell'allenamento, immaginare il proprio corpo che si muove con efficienza e grazia, e sentire anticipatamente i benefici dell'esercizio. Questo tipo di preparazione mentale può contribuire a una maggiore concentrazione durante l'attività fisica, ridurre il rischio di infortuni mediante una maggiore consapevolezza corporea e aumentare la motivazione e il piacere nell'esercizio.

Questo capitolo suggerisce anche di utilizzare affermazioni positive per rafforzare la fiducia in sé stessi e nelle proprie capacità fisiche, creando un dialogo interno che sostenga la resilienza e l'autostima. Tali pratiche mentali possono trasformare la routine di esercizio da un compito o un obbligo a un'opportunità per celebrare il proprio corpo e le sue capacità, riconoscendo ogni movimento come un atto di cura personale e un passo verso una salute e una felicità maggiori.

L'integrazione di un riscaldamento mentale prima dell'esercizio con le pratiche di meditazione e mindfulness descritte nei capitoli precedenti offre una transizione fluida verso "Stretching Dolce per Svegliare il Corpo", il successivo punto di discussione. Dopo aver preparato la mente con visualizzazioni positive e focalizzazione, il corpo è pronto per essere risvegliato attraverso movimenti delicati e intenzionali. Lo stretching non solo prepara fisicamente i muscoli e le articolazioni per le attività del giorno ma anche agisce come una manifestazione fisica delle intenzioni positive e della consapevolezza coltivate durante il riscaldamento mentale.

In conclusione, la preparazione mentale prima dell'esercizio è una componente cruciale di una routine mattutina olistica che abbraccia pienamente l'interazione tra mente e corpo. Attraverso la pratica di riscaldamento mentale, possiamo avvicinarci all'esercizio con un atteggiamento ottimistico, concentrato e pieno di intenzione, massimizzando i benefici dell'attività fisica e promuovendo un risveglio completo e armonioso.

CAPITOLO 4. Stretching Dolce per Svegliare il Corpo

4.1 Benefici dello stretching al mattino: Esaminare come lo stretching può aiutare a ridurre la tensione e migliorare la mobilità.

Avanzando nella nostra guida olistica per un risveglio energizzante e senza stress, giungiamo al capitolo 4.1, "Stretching Dolce per Svegliare il Corpo". Questa sezione è dedicata all'importanza dello stretching mattutino come mezzo per risvegliare delicatamente il corpo, migliorare la mobilità e impostare un tono positivo per il resto della giornata. Dopo aver preparato la mente attraverso tecniche di visualizzazione positiva e riscaldamento mentale, questo capitolo si concentra sull'importanza di allineare il corpo con lo stato di benessere mentale già raggiunto, utilizzando lo stretching come ponte tra il risveglio mentale e quello fisico.

Lo stretching dolce al mattino offre numerosi benefici, tra cui il rilascio della tensione muscolare accumulata durante il sonno, l'aumento della circolazione sanguigna e la promozione di una maggiore flessibilità. Queste pratiche possono aiutare a prevenire infortuni, alleviare i dolori e migliorare la postura, facilitando un avvio di giornata caratterizzato da energia e vitalità. Inoltre, lo stretching serve come un momento di connessione con il proprio corpo, permettendo di ascoltare e rispondere alle sue esigenze con gentilezza e attenzione.

Il capitolo propone una serie di esercizi di stretching semplici ma efficaci, pensati per essere accessibili a tutti, indipendentemente dal livello di forma fisica. Questi includono esercizi per le principali aree del corpo che tendono ad accumulare tensione, come il collo, la schiena, le spalle e le gambe. Attraverso la pratica regolare di questi movimenti, gli individui possono sviluppare una routine di risveglio che non solo allenta il corpo ma prepara anche la mente e lo spirito per le sfide e le opportunità della nuova giornata.

Ogni esercizio viene descritto con istruzioni chiare e suggerimenti per adattare i movimenti alle proprie capacità e limitazioni. Viene posta particolare attenzione alla respirazione, incoraggiando una sincronizzazione tra il movimento e il respiro per intensificare gli effetti rilassanti e rigeneranti dello stretching. In questo modo, lo stretching diventa non solo un'attività fisica ma una pratica meditativa che armonizza corpo e mente.

Questo approccio olistico allo stretching mattutino si lega perfettamente al successivo punto, "Stretching per la colonna vertebrale", enfatizzando l'importanza di dedicare attenzione specifica a questa area cruciale per la salute e il benessere generale. La colonna vertebrale, essendo l'asse attorno al quale si articola tutto il corpo, richiede cure particolari per mantenere una postura corretta e prevenire dolori e disagi che possono influire sul nostro benessere quotidiano.

In conclusione, l'integrazione dello stretching dolce nella routine mattutina rappresenta un metodo fondamentale per risvegliare il corpo in modo consapevole e intenzionale. Questa pratica non solo migliora la mobilità e la flessibilità ma agisce anche come un rituale di auto-cura che prepara l'individuo a vivere la giornata con maggiore presenza, energia e gratitudine, ponendo le basi per un benessere olistico che unisce corpo, mente e spirito.

4.2 Stretching per la colonna vertebrale: Focalizzare su esercizi specifici per risvegliare la schiena e migliorare la postura.

Proseguendo nella nostra esplorazione di pratiche mattutine rivitalizzanti, ci immergiamo nel capitolo 4.2, "Stretching per la colonna vertebrale". Questa sezione del libro sottolinea l'importanza cruciale di dedicare attenzione specifica alla colonna vertebrale durante la routine di stretching mattutino. La colonna vertebrale non solo sostiene il corpo e permette una vasta gamma di movimenti ma è anche un'autostrada centrale per i nervi che comunicano tra il cervello e il resto del corpo. Pertanto, mantenere la salute della colonna vertebrale è fondamentale per il benessere generale e per un risveglio pieno di energia.

Lo stretching mirato per la colonna vertebrale aiuta a liberare la tensione accumulata nelle vertebre e nei muscoli circostanti, migliorando la flessibilità e prevenendo il mal di schiena, uno dei disturbi più comuni nella società moderna. Questi esercizi contribuiscono non solo a una maggiore mobilità e confort durante il giorno ma anche a una migliore postura, essenziale per chi trascorre molte ore seduto o davanti a uno schermo.

Il capitolo propone una serie di esercizi specifici che possono essere eseguiti al mattino per risvegliare delicatamente la colonna vertebrale. Questi includono inclinazioni laterali per allungare i muscoli intercostali e promuovere la flessibilità laterale, rotazioni dolci per aumentare la mobilità torsionale e piegamenti in avanti che allungano la parte posteriore del corpo, dai muscoli paraspinali fino ai tendini del ginocchio. Viene data particolare attenzione alla sicurezza e all'ascolto del proprio corpo, evitando movimenti che provocano dolore o disagio.

Integrare lo stretching della colonna vertebrale nella routine mattutina non solo prepara fisicamente per le attività del giorno ma ha anche un impatto positivo sull'equilibrio emotivo e mentale. La colonna vertebrale flessibile e curata supporta una respirazione più profonda e rilassata, che a sua volta può ridurre lo stress e aumentare la sensazione di calma e centratura. Inoltre, la pratica regolare di questi esercizi può contribuire a una maggiore consapevolezza corporea e a una connessione mente-corpo più armoniosa.

Questo approccio dedicato alla colonna vertebrale lega perfettamente al successivo punto, "Apertura delle spalle e del torace", introducendo l'idea che lo stretching mirato può e dovrebbe essere esteso ad altre aree del corpo che comunemente accumulano tensione. Così come la cura della colonna vertebrale è essenziale per il benessere complessivo, l'apertura delle spalle e del torace gioca un ruolo cruciale nel sostenere una buona respirazione e nel promuovere un atteggiamento aperto e sicuro.

In conclusione, lo stretching dedicato alla colonna vertebrale rappresenta una componente chiave di una routine di risveglio consapevole e salutare. Offrendo benefici fisici, emotivi e mentali, questi esercizi preparano l'individuo a una giornata caratterizzata da maggiore energia, mobilità e presenza, sottolineando il ruolo fondamentale della salute della colonna vertebrale nel benessere olistico.

4.3 Apertura delle spalle e del torace: Esercizi per contrastare la postura curva e aprire la parte superiore del corpo.

Proseguendo nella nostra esplorazione delle pratiche mattutine rinvigorenti, il capitolo 4.3, "Apertura delle spalle e del torace", approfondisce come specifici esercizi di stretching possano migliorare significativamente la postura e la respirazione, due aspetti fondamentali per un benessere generale e per affrontare la giornata con energia e fiducia. Dopo aver dedicato attenzione alla colonna vertebrale, questo segmento si concentra sull'importanza di liberare le aree delle spalle e del torace, spesso soggette a tensione e costrizione a causa di posture prolungate davanti a computer o dispositivi mobili.

L'apertura delle spalle e del torace è essenziale per contrastare la tendenza comune a incurvarsi in avanti, una postura che può limitare la respirazione e contribuire a sensazioni di affaticamento e tensione. Gli esercizi presentati in questo capitolo sono progettati per allungare e rilassare i muscoli pettorali, i muscoli della scapola e i muscoli della parte superiore della schiena, promuovendo una postura più eretta e aperta. Ciò facilita una respirazione più profonda e diaframmatica, migliorando l'ossigenazione del corpo e influenzando positivamente l'energia e lo stato d'animo.

Tra gli esercizi suggeriti vi sono la posizione del "cobra" nello yoga, che aiuta ad aprire il petto e a rafforzare la parte inferiore della schiena, e gli "stretches a muro" per le spalle, che possono essere facilmente eseguiti in casa o in ufficio per alleviare la tensione accumulata. Questi esercizi non solo offrono benefici immediati in termini di maggiore flessibilità e comfort ma, praticati regolarmente, possono contribuire a un cambiamento duraturo nella postura e nell'atteggiamento corporeo.

Incorporando l'apertura delle spalle e del torace nella routine mattutina, si crea un effetto sinergico con gli esercizi precedenti per la colonna vertebrale, potenziando l'efficacia complessiva dello stretching mattutino. Questa pratica non solo prepara il corpo per le sfide fisiche della giornata ma anche rafforza la consapevolezza di sé e la presenza mentale, ricordandoci l'importanza di occupare lo spazio con sicurezza e apertura.

Questo focus sull'apertura delle spalle e del torace introduce naturalmente al successivo punto, "Migliorare la circolazione nelle gambe", estendendo l'attenzione dal tronco agli arti inferiori. Questa progressione enfatizza l'approccio olistico alla preparazione mattutina, riconoscendo che ogni parte del corpo è interconnessa e che il benessere generale dipende dall'armonia e dall'equilibrio di tutte le sue componenti.

In conclusione, dedicare tempo all'apertura delle spalle e del torace non solo migliora la postura e la respirazione ma serve anche come un potente promemoria della nostra capacità di affrontare la vita con fiducia e apertura. Questi esercizi trasformano la routine di stretching in un atto di cura personale che beneficia corpo, mente e spirito, preparandoci a vivere ogni giornata con maggiore vitalità e presenza.

4.4 Migliorare la circolazione nelle gambe: Tecniche di stretching per le gambe per promuovere la circolazione sanguigna.

Il capitolo 4.4, "Migliorare la circolazione nelle gambe", si dedica all'importanza di attivare e supportare la circolazione sanguigna nelle gambe come parte essenziale della routine mattutina. Questo focus è particolarmente cruciale per coloro che trascorrono molte ore seduti o in posizioni statiche, poiché una buona circolazione è fondamentale per mantenere la salute e la vitalità delle gambe, prevenire l'accumulo di tensione e sostenere un'energia costante durante il giorno.

Gli esercizi di stretching e rinvigorimento proposti in questo capitolo sono concepiti per stimolare il flusso sanguigno negli arti inferiori, contribuendo a ridurre il rischio di gonfiore, pesantezza e altre problematiche legate a una cattiva circolazione. Questa attenzione alle gambe non solo promuove un benessere fisico immediato ma ha anche effetti a lungo termine sulla salute cardiovascolare e sulla mobilità.

Tra le tecniche suggerite troviamo movimenti dolci come il sollevamento delle gambe, che può essere eseguito sdraiati per facilitare il ritorno venoso, e gli squat leggeri, che attivano i muscoli delle gambe promuovendo la circolazione attraverso l'azione muscolare. Viene anche incoraggiata la pratica del "pedalare" nell'aria per imitare il movimento della bicicletta, una tecnica efficace per mobilizzare le articolazioni e stimolare il sistema circolatorio senza sovraccaricare le articolazioni.

Questi esercizi, uniti a consigli pratici su come incorporarli in una routine quotidiana, sono presentati con l'obiettivo di renderli accessibili e realizzabili per persone di tutte le età e condizioni fisiche. La chiave è la regolarità e l'attenzione al proprio corpo, ascoltando i suoi segnali e adattando gli esercizi alle proprie esigenze e limitazioni personali.

L'importanza di migliorare la circolazione nelle gambe si estende oltre il benessere fisico, influenzando anche il nostro stato mentale ed emotivo. Gambe più leggere e una buona circolazione contribuiscono a un senso generale di energia e vitalità, migliorando la nostra capacità di affrontare le sfide quotidiane con positività e dinamismo.

Questo approccio olistico alla circolazione delle gambe si collega armoniosamente al punto successivo, "Routine completa di stretching", che integra gli esercizi specifici per le gambe in un programma di stretching più ampio che copre tutto il corpo. Questa progressione sottolinea l'importanza di considerare il benessere fisico in maniera comprensiva, riconoscendo che il corretto funzionamento di ogni parte contribuisce all'armonia e all'equilibrio dell'intero organismo.

In conclusione, dedicare attenzione alla circolazione nelle gambe attraverso una selezione mirata di esercizi di stretching rappresenta un passo fondamentale verso un risveglio completo e salutare. Questa pratica non solo beneficia la salute fisica ma arricchisce l'esperienza di inizio giornata, permettendoci di muoverci attraverso le nostre attività con maggiore facilità, energia e gioia.

4.5 Routine completa di stretching: Combinare gli esercizi in una sequenza fluida e rinvigorente.

Il capitolo 4.5, "Routine completa di stretching", rappresenta l'apice della sezione dedicata al risveglio fisico attraverso lo stretching mattutino. Questo segmento del libro si propone di integrare gli esercizi specifici descritti nei capitoli precedenti in una sequenza fluida e armoniosa, progettata per risvegliare ogni parte del corpo in modo bilanciato e sinergico. Dopo aver focalizzato l'attenzione su aree chiave come la colonna vertebrale, le spalle, il torace e le gambe, questo capitolo mira a unificare questi elementi in una pratica comprensiva che massimizzi i benefici per il benessere generale.

Una routine completa di stretching offre numerosi vantaggi, tra cui il miglioramento della flessibilità e della mobilità, la riduzione del rischio di infortuni, il rilascio di tensioni muscolari e il miglioramento della circolazione. Questa pratica non solo prepara fisicamente il corpo per le sfide e le attività del giorno ma contribuisce anche a un senso di benessere mentale ed emotivo, creando una connessione profonda tra mente e corpo.

Il capitolo dettaglia una serie di movimenti che possono essere eseguiti in successione, partendo da esercizi di respirazione profonda per centrare la mente e preparare il corpo, seguiti da stretching per la colonna vertebrale per liberare eventuali tensioni accumulate durante il sonno. Successivamente, vengono introdotti esercizi per aprire le spalle e il torace, migliorando la postura e facilitando una respirazione più ampia e profonda. La routine prosegue con lo stretching delle gambe, per stimolare la circolazione e infondere energia negli arti inferiori, culminando in esercizi che coinvolgono l'intero corpo per garantire un risveglio completo e armonioso.

Ogni esercizio viene presentato con indicazioni chiare su come eseguirlo correttamente, prestando attenzione alla respirazione e all'allineamento del corpo, per assicurare che la pratica sia sicura ed efficace. Viene inoltre sottolineata l'importanza dell'ascolto del proprio corpo e dell'adattamento degli esercizi alle proprie esigenze, promuovendo un approccio flessibile e personalizzato allo stretching mattutino.

La creazione di una routine completa di stretching rappresenta un modo potente per iniziare ogni giornata con un senso di rinnovamento e prontezza, fornendo al corpo gli strumenti necessari per affrontare con energia e positività le ore che seguono. Questa pratica quotidiana non solo migliora la salute fisica ma arricchisce anche la vita con una maggiore consapevolezza di sé e un approfondimento della connessione mente-corpo.

Questo approccio olistico e integrato allo stretching mattutino prepara il terreno per il successivo capitolo,

"Definire l'attivazione corporea", dove l'attenzione si sposta dall'allungamento muscolare e dal miglioramento della flessibilità all'attivazione dinamica del corpo per ottimizzare la preparazione per l'attività fisica e le sfide quotidiane. In conclusione, una routine completa di stretching non è solo un atto di cura personale ma un rituale essenziale per promuovere un benessere olistico e un risveglio armonioso

CAPITOLO 5. Esercizi di Attivazione

5.1 Definire l'attivazione corporea: Spiegazione di cosa significa attivare il corpo e i muscoli al mattino. Questo include la preparazione del corpo per movimenti più intensi e per le attività quotidiane, migliorando la circolazione e aumentando l'ossigenazione dei tessuti.

Il capitolo 5.1, "Definire l'attivazione corporea", segna un'evoluzione nella nostra guida per un risveglio consapevole e pieno di energia, portando l'attenzione dall'allungamento e rilassamento muscolare alla fase di attivazione. Dopo aver preparato il corpo con una routine completa di stretching, è cruciale attivare i muscoli e il sistema cardiovascolare per migliorare la prontezza fisica e mentale per le attività del giorno. Questo capitolo si propone di esplorare come specifiche pratiche di attivazione possano stimolare la circolazione, aumentare la temperatura corporea e preparare il sistema nervoso per un'efficienza ottimale.

L'attivazione corporea va oltre il semplice riscaldamento; è un processo mirato che coinvolge l'esecuzione di esercizi che risvegliano ed energizzano il corpo, migliorando la coordinazione e l'agilità. Questi esercizi sono progettati per "svegliare" letteralmente ogni parte del corpo, dalla testa ai piedi, attivando i sistemi muscolare, circolatorio e nervoso in modo armonioso.

Tra gli esercizi proposti in questo capitolo, vi sono movimenti dinamici come saltelli sul posto, rotazioni degli arti e squat leggeri, tutti finalizzati a incrementare gradualmente l'intensità dell'attività fisica. L'obiettivo è di elevare la frequenza cardiaca e promuovere un flusso sanguigno efficiente verso i muscoli e gli organi, preparando fisicamente e mentalmente l'individuo per le sfide della giornata.

Oltre agli esercizi dinamici, il capitolo suggerisce pratiche di coordinazione ed equilibrio, come il camminare in punta di piedi o su una linea immaginaria, per affinare la concentrazione e l'agilità mentale. Queste attività non solo migliorano l'attivazione fisica ma rafforzano anche la connessione mente-corpo, evidenziando come la prontezza mentale sia inseparabile dalla preparazione fisica.

La definizione di attivazione corporea in questo capitolo sottolinea l'importanza di ascoltare il proprio corpo e di regolare l'intensità e la durata degli esercizi in base alle proprie esigenze individuali. Viene promosso un approccio flessibile e adattivo, incoraggiando ciascuno a trovare il proprio ritmo e le pratiche più efficaci per il proprio benessere.

Concludendo, il capitolo "Definire l'attivazione corporea" prepara il lettore a integrare questa fase essenziale nel proprio rituale mattutino, ponendo le basi per una giornata vissuta con maggiore vitalità, presenza e capacità di risposta. Questo approccio prepara in modo ideale al prossimo capitolo, "Esercizi per il core", dove l'attenzione si sposterà su pratiche specifiche per rafforzare il centro del corpo, ulteriore passo verso un risveglio completo che armonizza preparazione fisica, benessere mentale e prestazione quotidiana

5.2 Esercizi per il core: Presentazione di movimenti focalizzati sul rinforzo del nucleo centrale del corpo. Questi esercizi sono fondamentali per mantenere una buona postura e prevenire dolori e lesioni, essendo il core il centro della forza del corpo.

Il capitolo 5.2, "Esercizi per il core", si addentra nell'importanza cruciale di rafforzare la muscolatura centrale del corpo come parte integrante della routine mattutina di attivazione corporea. Dopo aver stimolato il risveglio del corpo attraverso pratiche di attivazione generale, questo segmento si focalizza sul core, l'insieme di muscoli che costituiscono il centro di forza del corpo, fondamentale per la stabilità, la postura e l'efficienza dei movimenti in tutte le attività quotidiane.

Rafforzare il core al mattino non solo prepara il corpo a sostenere attività fisiche di vario tipo, evitando infortuni e migliorando le prestazioni, ma influisce positivamente anche sulla postura e sull'energia per tutto il giorno. Un core forte supporta la colonna vertebrale, allevia il mal di schiena e migliora l'equilibrio, rendendo questo tipo di allenamento particolarmente vantaggioso per chiunque, indipendentemente dal livello di fitness.

Questo capitolo introduce una selezione di esercizi mirati al rafforzamento del core che possono essere facilmente integrati nella routine mattutina. Tra questi, il plank e le sue varianti sono presentati come esercizi chiave per il loro alto impatto sulla forza addominale e sulla stabilità senza necessità di attrezzature. Altri esercizi proposti includono le biciclette a terra, per coinvolgere i muscoli obliqui, e gli "dead bug", per migliorare il controllo e la coordinazione, contribuendo al contempo a una maggiore consapevolezza corporea.

Oltre a descrivere gli esercizi, il capitolo enfatizza l'importanza di eseguire ogni movimento con attenzione alla forma e alla respirazione, per massimizzare l'efficacia dell'allenamento e prevenire possibili infortuni. La guida sottolinea l'importanza di ascoltare il proprio corpo, adattando le ripetizioni e l'intensità in base alle proprie capacità e al proprio stato di salute, promuovendo un approccio progressivo al rafforzamento del core.

La discussione sugli esercizi per il core prepara il terreno per il successivo capitolo, "Attivazione delle braccia e delle spalle", estendendo il concetto di attivazione corporea oltre il centro del corpo per includere le estremità superiori. Questa progressione riflette un approccio olistico all'attivazione mattutina, riconoscendo come un risveglio efficace e benefico coinvolga l'armonizzazione di tutte le parti del corpo, dalla testa ai piedi.

In conclusione, il capitolo "Esercizi per il core" non solo arricchisce la routine di risveglio mattutino con pratiche essenziali per il benessere fisico, ma enfatizza anche come un core forte sia la base per una vita attiva e dinamica. Attraverso la dedizione a questi esercizi, possiamo costruire una fondazione solida che sostiene ogni movimento e attività, migliorando così la qualità della nostra vita quotidiana.

5.3 Attivazione delle braccia e delle spalle:
Introduzione a esercizi specifici per le braccia, per migliorare la forza e la mobilità. Questo segmento può includere movimenti che coinvolgono anche le spalle, per allentare la tensione accumulata, soprattutto per chi lavora al computer o svolge lavori sedentari.

Il capitolo 5.3, "Attivazione delle braccia e delle spalle", si concentra sull'importanza di includere esercizi specifici per le braccia e le spalle nella routine di attivazione mattutina. Questa sezione del libro riconosce che, per un approccio olistico al risveglio e alla preparazione per la giornata, è essenziale non trascurare nessuna parte del corpo. Dopo aver rafforzato il core, l'attenzione si sposta verso le braccia e le spalle, parti del corpo che sono cruciali per svolgere una vasta gamma di attività quotidiane e che, se trascurate, possono diventare fonti di tensione e disagio.

Gli esercizi proposti in questo capitolo sono pensati per migliorare la forza, la mobilità e la flessibilità delle braccia e delle spalle, contribuendo a prevenire il dolore e l'indolenzimento derivanti da posture prolungate, come quelle assunte lavorando al computer o utilizzando dispositivi mobili. Tra gli esercizi suggeriti, vi sono rotazioni delle spalle per aumentare la mobilità articolare, "aperture al petto" per contrastare la tendenza a incurvarsi in avanti e curl per le braccia con o senza l'utilizzo di pesi leggeri, per tonificare i muscoli e stimolare la circolazione.

Questi esercizi non solo aiutano a risvegliare e attivare le braccia e le spalle ma servono anche come un'efficace prevenzione contro problemi muscoloscheletrici comuni. Eseguire regolarmente questi movimenti può migliorare significativamente la postura e ridurre il rischio di tensioni e lesioni, particolarmente importanti per coloro che svolgono lavori sedentari o ripetitivi.

Il capitolo sottolinea l'importanza di integrare questi esercizi in una routine bilanciata che include il riscaldamento e l'attivazione di tutto il corpo. Attraverso l'esecuzione consapevole e regolare di questi movimenti, si può ottenere una distribuzione più equa dello sforzo fisico durante il giorno, evitando sovraccarichi su specifiche aree del corpo e promuovendo un benessere complessivo.

Questo focus sulle braccia e sulle spalle anticipa naturalmente la transizione al successivo punto, "Stimolare la circolazione nelle gambe", evidenziando come l'attivazione corporea richieda un approccio completo che consideri ogni parte del corpo. Attraverso questa progressione logica, il libro guida il lettore a comprendere come un'attivazione bilanciata sia cruciale per avviare la giornata con energia e per mantenere il benessere fisico durante tutte le attività quotidiane.

In conclusione, il capitolo "Attivazione delle braccia e delle spalle" sottolinea il ruolo fondamentale che queste parti del corpo giocano nel nostro benessere quotidiano e nella capacità di affrontare le sfide con forza e flessibilità. Integrando questi esercizi nella routine mattutina, siamo in grado di promuovere una salute olistica e di sostenere una vita attiva e dinamica.

5.4 Stimolare la circolazione nelle gambe: Esercizi per attivare i muscoli delle gambe e migliorare la circolazione. Questi movimenti non solo aiutano a "svegliare" le gambe dopo una notte di riposo, ma preparano anche il corpo per la stazione eretta e la camminata, riducendo il rischio di rigidità e dolore.

Il capitolo 5.4, "Stimolare la circolazione nelle gambe", si immerge nell'importanza di promuovere una buona circolazione sanguigna nelle gambe come componente cruciale della routine di attivazione mattutina. Questa sezione amplia il concetto di risveglio corporeo, mettendo in evidenza come la salute delle nostre gambe sia fondamentale non solo per le attività quotidiane ma anche per il benessere generale. Dopo aver esplorato l'attivazione delle braccia e delle spalle, questo capitolo si concentra sulle gambe, che possono soffrire di stanchezza e tensione a causa di stili di vita sedentari o di posture prolungate.

Gli esercizi presentati in questo segmento sono progettati per migliorare la circolazione sanguigna negli arti inferiori, contribuendo a ridurre il rischio di gonfiore, crampi e altri disturbi circolatori. Una buona circolazione nelle gambe non solo facilita una sensazione di leggerezza ed energia ma supporta anche una più efficiente eliminazione delle tossine e un miglior apporto di nutrienti ai tessuti muscolari.

Tra le pratiche suggerite troviamo gli affondi leggeri, i sollevamenti di gambe e gli esercizi di stretching dinamico che coinvolgono i principali gruppi muscolari delle gambe. Questi movimenti, oltre a stimolare il flusso sanguigno, aiutano a rafforzare i muscoli, migliorare la flessibilità e aumentare l'agilità, preparando il corpo per le attività del giorno. Viene anche enfatizzata l'importanza di combinare questi esercizi con una buona idratazione, fondamentale per sostenere la circolazione e promuovere la salute cardiovascolare.

Questo capitolo non solo offre una guida pratica su come eseguire correttamente ogni esercizio ma sottolinea anche come l'ascolto del proprio corpo sia essenziale per adattare l'intensità e la durata degli esercizi alle proprie esigenze individuali. L'obiettivo è incoraggiare una pratica regolare che si integri armoniosamente nella routine mattutina, offrendo benefici immediati e a lungo termine.

La discussione su come stimolare la circolazione nelle gambe prepara il lettore alla transizione verso il capitolo successivo, "Integrare attivazione e stretching", che esplora come combinare efficacemente l'attivazione muscolare con tecniche di stretching per un approccio olistico al risveglio del corpo. Questa progressione dal rafforzamento specifico delle gambe all'integrazione di pratiche più ampie riflette l'importanza di un risveglio che tenga conto di tutte le esigenze del corpo, garantendo un inizio di giornata equilibrato e pieno di energia.

In conclusione, il capitolo "Stimolare la circolazione nelle gambe" sottolinea il ruolo vitale che una buona circolazione sanguigna svolge nel mantenimento della salute e dell'energia. Attraverso la dedizione a queste pratiche mattutine, possiamo assicurarci di iniziare ogni giornata non solo con gambe più leggere e pronte per l'azione ma con un benessere complessivo che ci supporta in tutte le nostre attività.

5.5 Integrare attivazione e stretching: Creare una sequenza che combina esercizi di attivazione con momenti di stretching. Questo approccio non solo prepara i muscoli e le articolazioni per l'attività fisica, ma assicura anche che il corpo sia flessibile e meno soggetto a infortuni. L'obiettivo è trovare un equilibrio tra tonificazione e allungamento, per un risveglio completo del corpo.

Il capitolo 5.5, "Integrare attivazione e stretching", rappresenta un momento chiave della nostra guida, dove l'enfasi si sposta sulla combinazione armoniosa delle pratiche di attivazione muscolare con lo stretching, per un approccio bilanciato che risveglia il corpo in modo olistico e prepara l'individuo per le sfide quotidiane. Dopo aver esplorato come stimolare specificamente la circolazione nelle gambe, questo segmento si dedica a illustrare come l'integrazione efficace di attivazione e stretching possa ottimizzare i benefici per il benessere generale, migliorando la flessibilità, la forza e la prontezza del corpo.

Questa sezione del libro evidenzia l'importanza di un equilibrio tra il rafforzamento muscolare e l'allungamento, sottolineando come entrambi siano essenziali per mantenere il corpo in salute e prevenire infortuni. L'attivazione muscolare prepara il corpo all'attività fisica, aumentando la temperatura corporea e il flusso sanguigno verso i muscoli, mentre lo stretching aiuta a rilassare la muscolatura, migliorando la mobilità e prevenendo l'accumulo di tensione.

Gli esercizi proposti in questo capitolo sono pensati per essere eseguiti in una sequenza fluida che inizia con movimenti dinamici di attivazione, seguiti da fasi di stretching mirato. Questo approccio non solo garantisce un risveglio energetico e un miglioramento della flessibilità ma promuove anche una maggiore consapevolezza del proprio corpo e delle sue esigenze, rafforzando la connessione mente-corpo e migliorando la capacità di ascolto interiore.

Uno degli aspetti chiave discussi è la personalizzazione della routine in base alle proprie esigenze e al proprio stato fisico del momento. Il capitolo incoraggia a variare gli esercizi e l'intensità in base a come ci si sente ogni giorno, adattando la pratica per massimizzare i benefici personali. Viene data particolare attenzione all'importanza della respirazione consapevole durante l'attivazione e lo stretching, per intensificare gli effetti rilassanti e rigeneranti delle pratiche e per promuovere un'attivazione profonda e un rilassamento muscolare.

Concludendo, "Integrare attivazione e stretching" prepara il lettore a passare alla prossima fase della routine mattutina, "Introduzione al rinforzo muscolare mattutino", dove l'enfasi si sposta dal risveglio generale del corpo alla costruzione di forza e resistenza attraverso esercizi senza attrezzi. Questa transizione riflette un percorso completo verso il benessere, che inizia con un risveglio dolce e progressivo del corpo e conduce verso attività più intensa, dimostrando come un approccio olistico e integrato alla cura personale possa contribuire significativamente alla salute fisica, al benessere mentale e alla vitalità quotidiana

CAPITOLO 6. Rinforzo Muscolare Senza Attrezzi

6.1 Introduzione al rinforzo muscolare mattutino: Sottolineare l'importanza del rinforzo muscolare come complemento allo stretching.

Avanzando nella nostra esplorazione verso un risveglio olistico e una giornata dinamica, ci imbattiamo nel capitolo 6.1, "Introduzione al rinforzo muscolare mattutino". Questa sezione del libro segna una transizione naturale dalla fase di attivazione e stretching a un focus più specifico sullo sviluppo della forza e della resistenza muscolare. L'obiettivo di questo capitolo è di evidenziare come un'inclusione mirata di esercizi di rinforzo muscolare nella routine mattutina possa non solo migliorare il tono e la funzionalità muscolare ma anche aumentare il metabolismo, contribuire a una maggiore perdita di grasso e promuovere una sensazione generale di benessere e vigore.

Rinforzare i muscoli al mattino offre numerosi vantaggi, tra cui una maggiore stabilità articolare, una migliorata postura, e un incremento della capacità di eseguire attività quotidiane con minor affaticamento e rischio di infortuni. Questi esercizi, progettati per essere eseguiti senza la necessità di attrezzature specializzate, rendono la pratica accessibile a tutti, indipendentemente dal livello di fitness o dalle risorse disponibili.

Il capitolo presenta una serie di esercizi base come squat, push-up modificati (a seconda del livello di forma fisica), plank e sollevamenti delle gambe, ciascuno dei quali mira a rafforzare diversi gruppi muscolari. Questi movimenti non solo aiutano a costruire forza ma, eseguiti regolarmente, possono migliorare la resistenza muscolare e la capacità cardiovascolare. La chiave è l'integrazione graduale di questi esercizi nella routine mattutina, iniziando con intensità e volume bassi e aumentando progressivamente man mano che il corpo si adatta.

L'importanza di una corretta forma e tecnica viene sottolineata per prevenire infortuni e massimizzare l'efficacia dell'allenamento. Viene anche consigliata l'attento ascolto delle reazioni del proprio corpo agli esercizi, adattando l'intensità e la difficoltà in base alle proprie esigenze e al proprio stato di salute.

Attraverso la pratica regolare del rinforzo muscolare mattutino, gli individui possono non solo vedere miglioramenti nella forza e nell'aspetto fisico ma anche sperimentare un aumento dell'autostima e del benessere psicologico. La sensazione di avere iniziato la giornata con un atto positivo di auto-cura può fornire una potente spinta motivazionale, influenzando positivamente l'atteggiamento e l'energia per le ore a venire.

Questo capitolo prepara il terreno per il successivo, "Esercizi per il core", enfatizzando come il rinforzo mirato di specifiche aree del corpo, in particolare il nucleo centrale, sia fondamentale per un benessere complessivo e una funzionalità ottimale. Integrare il rinforzo muscolare nella routine mattutina rappresenta dunque non solo un investimento nella propria salute fisica ma anche un contributo essenziale al benessere mentale ed emotivo, sottolineando il legame indissolubile tra esercizio fisico, salute e felicità.

6.2 Esercizi per il core: Dettagliare movimenti che rafforzano il nucleo centrale del corpo, fondamentali per la postura e la salute generale.

Il capitolo 6.2, "Esercizi per il core", approfondisce l'importanza vitale di concentrarsi sul rafforzamento della muscolatura centrale del corpo come componente essenziale della routine di esercizi mattutina. Dopo aver introdotto il concetto di rinforzo muscolare, questo segmento del libro si dedica a esplorare come un core forte sia la pietra angolare non solo per un'ottima postura e per la prevenzione di dolori e infortuni, ma anche per la miglior performance in quasi tutte le attività fisiche, inclusi gli sport, le attività quotidiane e persino il semplice atto di camminare.

Il core, comprendendo i muscoli addominali, i muscoli della bassa schiena, e quelli intorno al bacino, svolge un ruolo critico nel mantenere il corpo stabile e bilanciato. Rafforzare questa area contribuisce significativamente alla capacità di generare forza in tutto il corpo e di sostenere una vasta gamma di movimenti. Un core forte aiuta anche a distribuire il carico di lavoro tra i vari gruppi muscolari, riducendo il rischio di sovraccarichi e lesioni in altre parti del corpo.

Gli esercizi presentati in questo capitolo sono progettati per essere accessibili e realizzabili a casa, senza necessità di attrezzature speciali. Vengono proposte variazioni di plank, crunches, e sollevamenti delle gambe, ognuno mirato a rafforzare diversi aspetti della muscolatura centrale. Questi esercizi possono essere adattati a vari livelli di fitness, consentendo a chiunque, dai principianti agli atleti avanzati, di integrarli efficacemente nella propria routine mattutina.

L'importanza di una corretta tecnica viene sottolineata per garantire la sicurezza e l'efficacia degli esercizi. Vengono forniti consigli dettagliati su come mantenere l'allineamento corretto del corpo, come regolare il ritmo del respiro e come evitare errori comuni che potrebbero ridurre i benefici degli esercizi o addirittura causare danni.

Attraverso la pratica regolare degli esercizi per il core, gli individui possono aspettarsi non solo miglioramenti nella forza e nell'aspetto fisico ma anche benefici che si estendono oltre la forma fisica. Un core forte supporta infatti una maggiore efficienza nei movimenti quotidiani, contribuisce a una migliore gestione dell'energia e può avere un impatto positivo sulla fiducia in sé stessi.

Questo capitolo non solo arricchisce la comprensione dell'importanza del rinforzo del core ma prepara anche il terreno per il successivo, "Rinforzo per gambe e glutei". Questa progressione logica dall'allenamento del core al rinforzo delle gambe e dei glutei enfatizza l'approccio olistico alla costruzione della forza, riconoscendo come un equilibrio tra tutte le parti del corpo sia essenziale per il benessere complessivo e per una funzionalità ottimale in tutte le sfere della vita.

6.3 Rinforzo per gambe e glutei: Presentare esercizi specifici per tonificare le gambe e i glutei, aumentando la forza e la resistenza.

Il capitolo 6.3, "Rinforzo per gambe e glutei", si immerge nella cruciale importanza di includere esercizi mirati per le gambe e i glutei nella routine di esercizi mattutina. Questo segmento è dedicato a esplorare come un rinforzo specifico di queste aree non solo migliora la forza, la stabilità e la forma fisica generale, ma contribuisce anche a un maggiore equilibrio e supporto per l'intero corpo, facilitando movimenti più efficaci e prevenendo infortuni.

Le gambe e i glutei, essendo tra i gruppi muscolari più grandi del corpo, giocano un ruolo fondamentale in quasi tutte le forme di movimento, dall'andare a correre, al sollevare pesi, fino al semplice stare in piedi. Rinforzarli non solo migliora le prestazioni atletiche ma sostiene anche le attività quotidiane, rendendo più semplici compiti come salire le scale, piegarsi o sollevare oggetti pesanti.

Gli esercizi presentati in questo capitolo sono progettati per essere eseguiti con o senza attrezzature, rendendo la pratica accessibile a tutti. Vengono introdotti esercizi come gli squat, i ponti glutei e gli affondi, ciascuno dei quali mira a rafforzare diversi aspetti delle gambe e dei glutei. Questi movimenti non solo aiutano a costruire muscoli e a bruciare calorie ma, eseguiti regolarmente, possono migliorare la postura e ridurre il rischio di dolori alla schiena e altre aree del corpo.

La guida sottolinea l'importanza di eseguire ogni esercizio con una forma corretta per massimizzare i benefici e prevenire possibili infortuni. Viene data particolare attenzione alla respirazione, alla posizione del corpo e all'allineamento, con suggerimenti pratici per assicurare che gli esercizi siano svolti in modo sicuro ed efficace.

Attraverso la pratica regolare degli esercizi per gambe e glutei, gli individui possono aspettarsi non solo miglioramenti nella forza e nella resistenza di queste aree ma anche benefici che si estendono a una migliore stabilità e supporto per l'intero corpo. Questo rinforzo specifico facilita una maggiore mobilità, una migliore gestione dell'energia e una sensazione generale di benessere fisico.

Questo capitolo non solo arricchisce la routine mattutina con pratiche essenziali per il benessere fisico ma prepara anche il terreno per il successivo punto, "Rinforzo per braccia e petto". Questa progressione dal rinforzo delle gambe e dei glutei all'allenamento delle braccia e del petto riflette un approccio completo alla costruzione della forza, riconoscendo come un benessere olistico richieda un equilibrio tra tutte le parti del corpo per sostenere una vita attiva e dinamica.

6.4 Rinforzo per braccia e petto: Introdurre routine per le braccia, le spalle e il petto, ideali per chi trascorre molte ore al computer.

Il capitolo 6.4, "Rinforzo per braccia e petto", si concentra sull'importanza di rafforzare le braccia e il petto come componente fondamentale di una routine di esercizi mattutina completa. Questa sezione del libro si propone di dimostrare come il rinforzo di queste aree del corpo non solo migliora la forza e la definizione muscolare ma contribuisce anche a una migliore funzionalità nelle attività quotidiane e sportive, oltre a promuovere una postura ottimale.

Dopo aver esplorato l'importanza del rinforzo muscolare per gambe e glutei, questo capitolo estende l'attenzione alle parti superiori del corpo, sottolineando come braccia e petto siano essenziali per compiti che vanno dal sollevamento di oggetti al mantenimento di una postura corretta. Gli esercizi selezionati mirano a bilanciare il rafforzamento muscolare attraverso il corpo, garantendo che nessuna area sia trascurata.

Gli esercizi proposti in questo segmento includono push-up, che possono essere adattati a vari livelli di difficoltà, dips per le braccia eseguibili su una sedia o un banco, ed esercizi con elastici o manubri leggeri per mirare specificamente ai muscoli del petto e delle braccia. Questi movimenti non solo aiutano a costruire la forza ma, eseguiti con regolarità, possono migliorare significativamente la resistenza e la stabilità delle braccia e del petto.

L'importanza di una corretta forma nell'esecuzione di questi esercizi viene enfatizzata per prevenire infortuni e assicurare che l'allenamento sia efficace. Il capitolo offre consigli pratici su come mantenere l'allineamento corretto del corpo, come respirare adeguatamente durante l'esercizio e come gradire l'intensità degli esercizi in base alle proprie capacità fisiche.

Integrando regolarmente il rinforzo per braccia e petto nella routine mattutina, gli individui possono non solo vedere miglioramenti visibili nella tonicità e nella forma fisica ma possono anche sperimentare un aumento della funzionalità in tutte le attività che richiedono l'uso di queste parti del corpo. Questo tipo di allenamento contribuisce a una sensazione generale di forza e benessere, potenziando la fiducia nelle proprie capacità fisiche.

Questo capitolo prepara il terreno per la transizione al prossimo punto, "Creazione di una routine bilanciata", che sintetizza i concetti trattati nei capitoli precedenti, offrendo una guida su come combinare gli esercizi per il core, le gambe, i glutei, le braccia e il petto in una routine di esercizi comprensiva e bilanciata. Questa progressione sottolinea l'importanza di un approccio olistico al rinforzo muscolare, che consideri l'intero corpo per promuovere il massimo benessere fisico e funzionale, evidenziando come una pratica equilibrata e regolare possa sostenere uno stile di vita attivo e salutare.

6.5 Creazione di una routine bilanciata: Guida su come combinare gli esercizi di rinforzo in una routine equilibrata che si adatta a vari livelli di fitness.

Il capitolo 6.5, "Creazione di una routine bilanciata", rappresenta una tappa cruciale nella nostra guida per un risveglio e una giornata energizzanti, proponendo un approccio integrato che combina tutti gli elementi di rinforzo muscolare discussi nei capitoli precedenti. Questo segmento del libro non solo sintetizza le tecniche di rinforzo per il core, le gambe, i glutei, le braccia e il petto ma illustra anche come questi componenti possano essere uniti in una routine di esercizi coerente e bilanciata, che risveglia delicatamente il corpo, lo rinforza e lo prepara per le attività quotidiane.

Creare una routine bilanciata significa considerare le esigenze specifiche del proprio corpo, il tempo disponibile e gli obiettivi personali, allo scopo di sviluppare un programma di allenamento che sia sostenibile, efficace e gratificante. L'obiettivo è di evitare il sovraccarico di particolari gruppi muscolari e di promuovere invece un benessere olistico attraverso un allenamento che coinvolga equamente tutte le parti del corpo.

Il capitolo propone un modello di routine che inizia con un leggero riscaldamento per aumentare la frequenza cardiaca e preparare i muscoli all'attività fisica. Segue una serie di esercizi di attivazione e stretching, ideali per svegliare il corpo e migliorare la mobilità. Successivamente, vengono introdotti esercizi specifici per il rinforzo muscolare, organizzati in modo da alternare il lavoro sui vari gruppi muscolari, garantendo così un allenamento completo e bilanciato.

Vengono forniti consigli pratici su come regolare la durata e l'intensità degli esercizi in base al proprio livello di fitness, come incorporare pause adeguate per il recupero e come ascoltare il proprio corpo per evitare l'affaticamento eccessivo. Inoltre, viene sottolineata l'importanza della varietà negli esercizi per mantenere l'allenamento stimolante e per continuare a sfidare il corpo in modi nuovi e produttivi.

Questo capitolo mette in luce come una routine bilanciata non debba necessariamente richiedere molto tempo o attrezzature specializzate; piuttosto, può essere adattata alle circostanze individuali, rendendo l'esercizio mattutino un'abitudine praticabile e piacevole. La chiave è la coerenza e l'impegno nel tempo, poiché i benefici di una routine di esercizi ben strutturata si accumulano e diventano più evidenti nel lungo termine.

Concludendo, "Creazione di una routine bilanciata" serve come ponte verso il successivo capitolo, "L'importanza di nutrirsi bene dopo l'esercizio", estendendo l'approccio olistico al benessere dal movimento all'alimentazione. Questa transizione sottolinea come un risveglio ottimale e una giornata produttiva dipendano non solo da un'attività fisica ben pianificata ma anche da una nutrizione adeguata, che fornisca al corpo il carburante necessario per sostenere l'energia e la riparazione muscolare dopo l'allenamento

CAPITOLO 7. Il Potere della Colazione

7.1 L'importanza di nutrirsi bene dopo l'esercizio: Enfatizzare come una buona colazione supporta il recupero e fornisce energia per tutto il giorno.

Il capitolo 7.1, "L'importanza di nutrirsi bene dopo l'esercizio", apre un dialogo essenziale sull'alimentazione come componente fondamentale del benessere complessivo, soprattutto in seguito all'attività fisica mattutina. Questo segmento del libro tratta la nutrizione non solo come carburante ma come strumento per massimizzare i benefici dell'esercizio, supportare la riparazione e la crescita muscolare, e garantire che l'energia rimanga ottimale per tutto il giorno.

Dopo aver guidato il lettore attraverso un percorso di risveglio e attivazione corporea, questo capitolo sottolinea come la fase successiva dell'alimentazione sia altrettanto cruciale. Un adeguato apporto nutrizionale dopo l'esercizio aiuta a ripristinare le riserve di energia, a promuovere il recupero muscolare e a ottimizzare le prestazioni fisiche e mentali nelle ore successive. In particolare, l'attenzione si concentra sull'importanza di bilanciare macronutrienti come proteine, carboidrati e grassi sani, ciascuno dei quali svolge un ruolo specifico nel processo di recupero.

Le proteine sono evidenziate per il loro ruolo nella riparazione e nella costruzione del tessuto muscolare. Il capitolo consiglia l'assunzione di una fonte proteica di alta qualità entro un'ora dall'esercizio, per sfruttare la finestra anabolica in cui il corpo è più recettivo alla sintesi proteica. Vengono suggeriti esempi di alimenti ricchi di proteine, come uova, yogurt greco, frutta a guscio e legumi, offrendo opzioni sia per chi segue diete onnivore sia per chi aderisce a regimi alimentari vegetali.

I carboidrati sono discussi come essenziali per ricostituire le scorte di glicogeno muscolare e supportare il recupero energetico. La guida promuove l'idea di scegliere carboidrati complessi, come cereali integrali, frutta e verdura, per un rilascio di energia più equilibrato e duraturo. L'importanza di idratarsi adeguatamente, soprattutto dopo l'esercizio, viene anche sottolineata, con un focus sull'acqua e sulle bevande idratanti naturali come l'acqua di cocco.

Inoltre, il capitolo tocca il tema dei grassi sani, come quelli trovati nell'avocado, nei semi e nell'olio d'oliva, che sono essenziali per l'assorbimento di vitamine liposolubili e per la salute generale. La combinazione di questi macronutrienti in un pasto o uno spuntino post-allenamento equilibrato è presentata come chiave per una nutrizione ottimale che supporta il benessere e la vitalità.

Concludendo, "L'importanza di nutrirsi bene dopo l'esercizio" prepara il terreno per il successivo capitolo, "Alimenti chiave per la colazione", collegando la teoria nutrizionale alle scelte alimentari pratiche per iniziare la giornata. Questa transizione da un focus sull'attività fisica a uno sull'alimentazione sottolinea l'approccio olistico alla salute e al benessere, promuovendo una visione integrata che considera sia l'attività fisica sia la nutrizione come pilastri fondamentali di una vita attiva e soddisfacente.

7.2 Alimenti chiave per la colazione: Discutere gli alimenti più nutrienti e come possono essere combinati per una colazione equilibrata.

Il capitolo 7.2, "Alimenti chiave per la colazione", si addentra nella tematica della composizione di una colazione ideale che possa nutrire il corpo in seguito all'esercizio mattutino, mettendo in luce come la prima colazione sia un momento cruciale per fornire al corpo i nutrienti necessari per sostenere la ripresa e l'energia per le ore a venire. Dopo aver esplorato l'importanza di una corretta nutrizione post-allenamento, questo segmento del libro offre una guida pratica su quali alimenti incorporare per massimizzare i benefici di una dieta equilibrata che supporti il benessere complessivo.

La colazione, come primo pasto della giornata, gioca un ruolo fondamentale nel determinare i livelli di energia e la concentrazione fino al pranzo. Pertanto, il capitolo sottolinea la necessità di includere una varietà di alimenti che offrano un mix bilanciato di macronutrienti, vitamine e minerali. Particolare attenzione viene data alla scelta di fonti proteiche di alta qualità, carboidrati complessi a basso indice glicemico e grassi sani, per garantire un rilascio di energia sostenuto e promuovere la sazietà.

Tra gli alimenti chiave per la colazione, vengono evidenziati i seguenti:

Proteine: come uova, yogurt greco o formaggi magri, per chi segue una dieta onnivora, e legumi, tofu o quinoa per le opzioni vegetali. Le proteine sono essenziali per la riparazione e la crescita muscolare post-allenamento.

Carboidrati complessi: come avena, cereali integrali e frutta. Questi alimenti forniscono energia duratura e contribuiscono alla ricostituzione delle scorte di glicogeno.

Grassi sani: provenienti da alimenti come avocado, semi di chia, noci e semi di lino, che forniscono energia a lungo termine e supportano la salute cardiovascolare.

Frutta e verdura: per un apporto ricco di fibre, vitamine e minerali. Gli smoothie o le insalate di frutta possono essere un modo eccellente per incorporare più varietà e nutrienti.

Il capitolo fornisce anche suggerimenti su come combinare questi alimenti in pasti equilibrati e gustosi, con esempi di colazioni che possono essere preparate in anticipo o realizzate rapidamente al mattino. Vengono considerate le esigenze di coloro che hanno poco tempo ma desiderano comunque nutrirsi in modo ottimale, suggerendo opzioni come overnight oats, smoothie proteici e frittate di verdure.

Concludendo, "Alimenti chiave per la colazione" non solo amplia la comprensione della nutrizione post-allenamento ma fornisce anche strumenti pratici per integrare queste conoscenze nella routine quotidiana. Questo capitolo prepara il lettore a passare al successivo punto, "Integrare proteine e fibre", approfondendo l'importanza di questi due componenti essenziali per una colazione che supporti un risveglio energico, una ripresa efficace e un benessere prolungato nel corso della giornata.

7.3 Integrare proteine e fibre: Sottolineare l'importanza di includere proteine e fibre per una sensazione di sazietà duratura.

Il capitolo 7.3, "Integrare proteine e fibre", si addentra ulteriormente nell'importanza di una nutrizione bilanciata, focalizzandosi specificamente sul ruolo che proteine e fibre giocano nel costruire una colazione ottimale dopo l'esercizio mattutino. Questa sezione del libro enfatizza come un apporto adeguato di proteine non solo supporti il recupero muscolare e la crescita ma aiuti anche a mantenere un senso di sazietà prolungato, riducendo la tendenza a consumare spuntini ipercalorici durante la giornata. Parallelamente, le fibre, presenti in abbondanza in frutta, verdura e cereali integrali, sono essenziali per la salute digestiva, il controllo del peso e la regolazione della glicemia.

Questo capitolo illustra come l'integrazione di proteine e fibre nella colazione possa avere un impatto significativo sul benessere generale, migliorando la funzionalità digestiva, ottimizzando i livelli di energia e contribuendo a una maggiore concentrazione e capacità di gestione dello stress. Attraverso l'esame di vari alimenti ricchi di proteine e fibre, il testo fornisce consigli pratici su come combinare questi nutrienti in modo gustoso e soddisfacente, indipendentemente dalle preferenze alimentari o dalle restrizioni dietetiche.

Per le proteine, vengono proposte sia fonti animali, come uova e yogurt greco, sia fonti vegetali, come legumi e frutta a guscio. Le fibre vengono esplorate attraverso una varietà di cereali integrali, frutta fresca e verdura. L'attenzione è rivolta anche all'importanza di variare le fonti di proteine e fibre per assicurare un'ampia gamma di nutrienti essenziali e per mantenere l'interesse e il piacere nel consumare la colazione ogni giorno.

Esempi di colazioni bilanciate, ricche di proteine e fibre, includono porridge di avena con semi di chia e frutti di bosco, toast integrali con avocado e uova al tegamino, o smoothie proteici arricchiti con verdure a foglia verde e semi di lino. Questi pasti non solo soddisfano i bisogni nutrizionali ma sono anche pensati per essere facilmente integrabili in una routine mattutina affollata, dimostrando come una nutrizione ottimale possa essere sia semplice sia deliziosa.

Concludendo, "Integrare proteine e fibre" non soltanto approfondisce la comprensione di una dieta equilibrata post-allenamento ma offre anche soluzioni concrete per affrontare la giornata con energia e vitalità. Questo capitolo prepara il lettore per il successivo, "Ricette rapide e salutari", dove l'attenzione si sposta dalla teoria alla pratica, fornendo idee creative e appetitose per colazioni che bilancino perfettamente proteine, fibre e altri nutrienti essenziali. L'obiettivo è dimostrare come una colazione ben pianificata possa essere la chiave per un risveglio energetico e un benessere prolungato, sostenendo uno stile di vita attivo e soddisfacente.

7.4 Ricette rapide e salutari: Offrire idee per colazioni veloci e nutriente che si adattano a una mattina impegnativa.

Il capitolo 7.4, "Ricette rapide e salutari", funge da guida pratica per chi cerca di incorporare nella propria routine mattutina colazioni che siano non solo nutrizionalmente bilanciate ma anche facili e veloci da preparare. Questa sezione del libro raccoglie l'importanza di integrare proteine, fibre e altri nutrienti essenziali, dimostrando come sia possibile nutrirsi bene anche con un tempo limitato a disposizione. Il capitolo mira a ispirare i lettori con idee creative che soddisfano le esigenze nutrizionali discusse nei capitoli precedenti, promuovendo una colazione che possa effettivamente sostenere un'attività fisica e mentale prolungata durante la giornata.

Viene posta particolare attenzione alla versatilità degli ingredienti, suggerendo ricette che possono essere adattate in base alle preferenze personali, alle stagioni o alla disponibilità degli alimenti. Questo approccio flessibile non solo rende la colazione più interessante e variata ma incoraggia anche una maggiore adesione a un'alimentazione salutare come abitudine a lungo termine.

Tra le ricette proposte, troviamo:

Overnight oats: fiocchi d'avena lasciati in ammollo durante la notte con yogurt greco, latte (o una sua alternativa vegetale), semi di chia per un extra di fibre e proteine, e una varietà di frutta fresca per dolcificare naturalmente e arricchire di vitamine.

Smoothie proteici: combinazioni di frutta, verdura a foglia verde, una fonte proteica come il burro di noci o la polvere proteica, e un liquido base, per una colazione nutriente che si può consumare anche in movimento.

Frittate di verdure: uova sbattute cotte in padella con una selezione di verdure e, per chi lo desidera, formaggio a basso contenuto di grassi, offrendo un pasto ricco di proteine e fibre che si può preparare in quantità e conservare per più giorni.

Ogni ricetta è accompagnata da suggerimenti su come rendere il piatto più sostanzioso o leggero, a seconda delle necessità caloriche individuali e dei piani di allenamento. Viene inoltre fornito un focus sulla preparazione in anticipo, dove possibile, per minimizzare il tempo trascorso in cucina al mattino.

Concludendo, "Ricette rapide e salutari" non solo offre soluzioni pratiche per un'alimentazione ottimale ma cerca anche di infondere il piacere di prendersi cura di sé attraverso il cibo. Questo capitolo prepara il terreno per il successivo, "Idratazione mattutina", sottolineando come una corretta nutrizione debba essere accompagnata da una adeguata idratazione per massimizzare i benefici sul benessere fisico e mentale, e per assicurare che il corpo sia completamente pronto e reattivo per affrontare le sfide della giornata.

7.5 Idratazione mattutina: Ricordare il ruolo critico dell'acqua e altre bevande salutari per iniziare la giornata idratati.

Il capitolo 7.5, "Idratazione mattutina", affronta un aspetto fondamentale del benessere che spesso viene trascurato: l'importanza dell'idratazione immediatamente dopo il risveglio e durante le prime ore della giornata. Dopo aver esplorato come nutrire adeguatamente il corpo con alimenti ricchi di nutrienti, questo segmento del libro sottolinea come un'adeguata idratazione sia cruciale per ottimizzare le funzioni corporee, migliorare l'energia e sostenere il metabolismo, soprattutto in seguito all'attività fisica mattutina e alla notte di digiuno.

Durante il sonno, il corpo continua a perdere liquidi attraverso la respirazione e la traspirazione; pertanto, iniziare la giornata reintegrando i fluidi persi è vitale per mantenere l'equilibrio idrico e assicurare che tutti i sistemi corporei funzionino al meglio. Il capitolo fornisce consigli pratici su come incorporare l'idratazione nella routine mattutina, suggerendo di iniziare la giornata con un bicchiere d'acqua a temperatura ambiente per stimolare la digestione e risvegliare delicatamente il metabolismo.

Si discute inoltre l'importanza di variare le fonti di idratazione, includendo acqua, tè, succhi di frutta non zuccherati e altre bevande nutrienti che possono contribuire all'apporto idrico giornaliero. Particolare attenzione viene data all'acqua di cocco per il suo alto contenuto di elettroliti, al tè verde per le sue proprietà antiossidanti e ai frullati ricchi di acqua come fonti alternative di idratazione che offrono anche benefici nutrizionali aggiuntivi.

Questo capitolo mette in luce come l'idratazione non sia solo una questione di bere acqua ma faccia parte di una strategia complessiva per migliorare il benessere. Viene enfatizzata l'importanza di ascoltare i segnali del proprio corpo e di adattare l'assunzione di liquidi alle proprie esigenze individuali, specialmente in condizioni di clima caldo o in seguito a esercizi intensi.

Concludendo, "Idratazione mattutina" non solo completa il quadro della nutrizione post-allenamento ma stabilisce anche le basi per un approccio olistico alla salute che considera il benessere fisico in tutte le sue dimensioni. Questo capitolo prepara il lettore per la transizione verso il prossimo punto, "La struttura del rituale mattutino", dove l'attenzione si sposta dalla nutrizione e idratazione individuale alla creazione di un rituale mattutino integrato che includa esercizi, alimentazione e idratazione come parti di un insieme coeso, progettato per ottimizzare il risveglio e fornire le migliori condizioni per una giornata produttiva e soddisfacente.

CAPITOLO 8. Rituali Mattutini

8.1 La struttura del rituale mattutino: Illustrare come costruire un rituale mattutino che includa esercizio fisico, preparazione del caffè, e colazione.

Il capitolo 8.1, "La struttura del rituale mattutino", si propone come una guida per creare e mantenere una routine mattutina che sia rinvigorente e sostenibile nel lungo termine. Questo segmento del libro rappresenta un culmine delle discussioni precedenti, unendo le pratiche di esercizio fisico, nutrizione, idratazione e mindfulness in un rituale coeso che avvia la giornata con positività e intenzionalità. L'obiettivo di questo capitolo è di aiutare i lettori a costruire un inizio di giornata personalizzato che rispecchi le loro esigenze, obiettivi e stili di vita, promuovendo benessere e produttività.

Una struttura di rituale mattutino efficace comprende diversi componenti chiave, ciascuno dei quali contribuisce a un aspetto del benessere generale. Il capitolo enfatizza l'importanza di svegliarsi in modo consapevole, possibilmente allo stesso orario ogni giorno per regolare il ritmo circadiano del corpo. Segue la pratica di tecniche di mindfulness e meditazione per centrare la mente e prepararla per le sfide del giorno.

L'esercizio fisico mattutino, come discusso nei capitoli precedenti, gioca un ruolo fondamentale nella preparazione del corpo. Il capitolo suggerisce di integrare un mix di stretching, attivazione muscolare e rinforzo per risvegliare il corpo dolcemente ma in modo efficace, adattando la routine in base al tempo disponibile e al livello di energia.

La nutrizione assume un posto di rilievo in questa struttura, con una colazione bilanciata che segue l'attività fisica per rifornire il corpo di nutrienti essenziali e sostenere l'energia per le ore a seguire. L'importanza dell'idratazione viene nuovamente sottolineata, ricordando di iniziare la giornata con un'adeguata assunzione di liquidi per promuovere il benessere fisico e cognitivo.

Il capitolo offre anche suggerimenti pratici su come organizzare la routine mattutina per renderla gestibile e piacevole, inclusa la preparazione la sera precedente per ridurre lo stress e garantire che tutte le componenti del rituale possano essere integrate senza fretta. Vengono forniti consigli su come adattare la routine in base ai cambiamenti stagionali, alle esigenze personali e alle circostanze della vita, promuovendo flessibilità e gentilezza verso sé stessi.

Concludendo, "La struttura del rituale mattutino" non solo sintetizza i principi chiave trattati nel libro ma incoraggia anche i lettori a considerare la routine mattutina come un'opportunità per prendersi cura di sé in modo completo. Questo capitolo prepara il terreno per il successivo, "Personalizzazione del rituale", che esplorerà come adattare ulteriormente questo rituale alle preferenze individuali, assicurando che ogni mattina possa diventare un momento di crescita personale, benessere e gioia.

8.2 Personalizzazione del rituale: Incoraggiare il lettore a personalizzare il proprio rituale mattutino in base alle esigenze personali e al tempo disponibile.

Il capitolo 8.2, "Personalizzazione del rituale", si addentra nell'importanza di adattare il rituale mattutino alle esigenze, preferenze e stili di vita individuali, riconoscendo che non esiste un approccio unico valido per tutti. Dopo aver delineato la struttura di un rituale mattutino ottimale, questo segmento del libro invita i lettori a riflettere su come personalizzare la propria routine per massimizzare il benessere personale e rendere ogni mattina un'esperienza unica e appagante.

Questo capitolo sottolinea che la chiave per una routine mattutina efficace e sostenibile risiede nella sua capacità di rispecchiare le esigenze personali, incoraggiando i lettori a considerare fattori come il proprio cronotipo, gli impegni lavorativi, le responsabilità familiari e le preferenze personali nell'elaborazione del proprio rituale. Viene evidenziata l'importanza di costruire una routine che non solo sia allineata con gli obiettivi di benessere ma che si integri armoniosamente nel tessuto della vita quotidiana.

Per facilitare il processo di personalizzazione, il capitolo propone una serie di domande e riflessioni guidate per aiutare i lettori a identificare quali pratiche di risveglio risuonino maggiormente con le loro inclinazioni naturali.

Vengono esplorate varie opzioni per ciascuna componente del rituale mattutino - dall'esercizio fisico, alla meditazione, alla nutrizione e all'idratazione - offrendo suggerimenti su come modulare l'intensità, la durata e il focus di queste pratiche per soddisfare una vasta gamma di bisogni e preferenze.

Un'attenzione particolare viene data alla flessibilità e all'adattabilità, con il riconoscimento che le esigenze e le circostanze possono cambiare nel tempo. Il capitolo incoraggia un approccio dinamico alla routine mattutina, suggerendo di rivedere e aggiornare periodicamente il proprio rituale per riflettere i cambiamenti nella vita personale, nei livelli di energia e negli obiettivi di benessere.

Inoltre, "Personalizzazione del rituale" offre consigli pratici su come superare le sfide comuni che possono emergere nell'implementazione di una routine mattutina, come la mancanza di tempo o la difficoltà a mantenere la coerenza. Vengono proposte strategie per incorporare gradualmente nuove abitudini, celebrare i piccoli successi e mantenere una mentalità positiva e motivata nel perseguimento di uno stile di vita più sano e soddisfacente.

Concludendo, questo capitolo non solo equipaggia i lettori con gli strumenti necessari per costruire un rituale mattutino che rifletta autenticamente le loro esigenze ma li incoraggia anche a vedere questa routine come un'opportunità per l'autoespressione e la crescita personale. Preparando il terreno per il successivo, "L'importanza della consistenza", si sottolinea come l'adattabilità e la personalizzazione siano fondamentali per sviluppare una pratica mattutina che possa essere mantenuta con gioia e dedizione nel tempo.

8.3 L'importanza della consistenza: Discutere come la ripetizione e la consistenza sono chiavi per formare e mantenere abitudini salutari.

Il capitolo 8.3, "L'importanza della consistenza", esplora come la regolarità e la coerenza nella routine mattutina siano cruciali per massimizzare i benefici a lungo termine delle pratiche di benessere integrate. Dopo aver sottolineato l'importanza della personalizzazione del rituale mattutino, questo segmento del libro mette in luce come l'aderenza costante a tale routine possa profondamente influenzare la salute fisica, il benessere mentale e la produttività giornaliera.

Questo capitolo evidenzia che, mentre la personalizzazione assicura che il rituale mattutino risponda alle esigenze individuali, è la consistenza a garantire che i benefici di tali pratiche si accumulino nel tempo, diventando parte integrante del tessuto della vita quotidiana. La regolarità nelle abitudini mattutine aiuta a stabilire un senso di prevedibilità e struttura, contribuendo a ridurre lo stress, migliorare la gestione del tempo e rafforzare la resilienza psicologica.

Viene discussa l'importanza di stabilire un rituale mattutino che sia realistico e gestibile, enfatizzando che la coerenza non significa rigidità. Al contrario, l'adattabilità di fronte ai cambiamenti e agli imprevisti è fondamentale per mantenere la routine nel tempo. Il capitolo propone strategie per costruire e mantenere la coerenza, come impostare obiettivi chiari, monitorare i progressi e identificare e superare gli ostacoli comuni che possono minacciare la regolarità della routine.

Per sostenere l'impegno verso la coerenza, il testo suggerisce di integrare nella routine mattutina pratiche particolarmente apprezzate, che possono servire da motivazione intrinseca per mantenere il rituale. Inoltre, vengono discussi i benefici di riflettere regolarmente sul proprio rituale, valutando ciò che funziona bene e ciò che potrebbe necessitare di aggiustamenti, per assicurare che la routine rimanga al passo con l'evoluzione delle esigenze personali.

"L'importanza della consistenza" sottolinea anche come la condivisione degli obiettivi e dei progressi con una comunità di supporto, sia essa composta da amici, familiari o un gruppo online, possa fornire ulteriore motivazione e rendere il percorso verso il benessere un'esperienza condivisa e arricchente.

Concludendo, questo capitolo non solo rafforza il valore della coerenza nel perseguire una routine mattutina personalizzata ma incoraggia anche i lettori a vedere la regolarità come un atto di cura di sé che pone le basi per una vita piena e soddisfacente. Preparando il terreno per il successivo, "Adattabilità del rituale", il testo stabilisce un equilibrio tra la necessità di coerenza e la flessibilità richiesta per adattare la routine alle mutevoli circostanze della vita, assicurando così che il rituale mattutino resti sempre pertinente e sostenibile.

8.4 Adattabilità del rituale: Consigli su come mantenere la flessibilità del proprio rituale e adattarlo quando necessario.

Il capitolo 8.4, "Adattabilità del rituale", affronta un concetto fondamentale per la sostenibilità a lungo termine della routine mattutina: la capacità di adattarsi alle mutevoli esigenze della vita, senza perdere di vista l'obiettivo di benessere complessivo. Seguendo la discussione sull'importanza della consistenza, questo segmento del libro riconosce che la vita è dinamica e che le circostanze, le priorità e gli obiettivi personali possono cambiare. Pertanto, è essenziale che il rituale mattutino possa evolvere in modo flessibile per rimanere rilevante e benefico per l'individuo.

Questo capitolo illustra come l'adattabilità non debba essere vista come una mancanza di impegno o coerenza, ma piuttosto come una componente critica della resilienza personale e della capacità di mantenere abitudini sane nel lungo periodo. Attraverso storie e testimonianze, il testo esplora vari scenari in cui gli individui hanno dovuto modificare il loro rituale mattutino in risposta a nuove sfide, come cambiamenti nel carico di lavoro, modifiche nella composizione familiare, infortuni o variazioni nelle condizioni fisiche.

Il capitolo offre strategie pratiche per mantenere la fluidità del rituale mattutino, suggerendo di rivedere periodicamente la routine per assicurarsi che continui a servire al meglio gli obiettivi di benessere dell'individuo. Viene sottolineata l'importanza di ascoltare il proprio corpo e la propria mente, rimanendo aperti ai segnali che potrebbero indicare la necessità di un cambiamento, sia esso nell'intensità dell'esercizio, nella natura delle pratiche di mindfulness o nei tipi di alimenti consumati a colazione.

Inoltre, "Adattabilità del rituale" discute come l'integrazione di nuove pratiche o l'esplorazione di diverse tecniche possano rinfrescare la routine e rinnovare l'impegno verso il benessere personale. Per esempio, sperimentare con diverse forme di esercizio fisico, esplorare nuove ricette per la colazione o variare le pratiche di mindfulness può infondere nuova energia nella routine mattutina e prevenire la stagnazione.

Concludendo, questo capitolo non solo celebra la flessibilità come una virtù ma equipaggia i lettori con gli strumenti per navigare i cambiamenti della vita con grazia e intenzionalità. Preparando il terreno per il prossimo punto, "Riflessione giornaliera", enfatizza come l'adattabilità, unita alla riflessione consapevole, possa assicurare che il rituale mattutino rimanga una fonte costante di forza, gioia e crescita personale, indipendentemente dalle curve che la vita può presentare.

8.5 Riflessione giornaliera: Sottolineare l'importanza di dedicare tempo ogni mattina alla riflessione personale e al setting degli obiettivi giornalieri.

Il capitolo 8.5, "Riflessione giornaliera", esplora l'importanza di dedicare tempo ogni mattina alla riflessione personale come parte integrante del rituale mattutino. Questo segmento del libro enfatizza come l'auto-riflessione non solo favorisca una maggiore consapevolezza di sé ma serva anche come strumento potente per valutare e riorientare le proprie azioni, obiettivi e priorità in linea con i valori personali e gli obiettivi di vita. Attraverso la riflessione giornaliera, gli individui possono creare uno spazio dedicato al pensiero critico e alla gratitudine, stabilendo intenzioni chiare per la giornata che inizia.

Questo capitolo sottolinea come la riflessione possa aiutare a identificare ciò che funziona bene nella propria routine e ciò che potrebbe necessitare di aggiustamenti, incoraggiando una mentalità aperta al cambiamento e al miglioramento continuo. Viene discusso il valore di mantenere un diario o un quaderno di riflessione, dove annotare pensieri, gratitudine, successi e sfide può fornire una risorsa tangibile per tracciare il proprio percorso di crescita personale e benessere.

Vengono proposte diverse tecniche di riflessione, tra cui la meditazione, la scrittura riflessiva e la pratica della gratitudine, offrendo ai lettori vari metodi per integrare questo processo di pensiero nella propria vita. La riflessione può variare da pochi minuti dedicati alla meditazione silenziosa e alla mindfulness, fino alla scrittura di pagine di diario dove si esplorano pensieri e sentimenti più profondi.

La guida enfatizza come la riflessione giornaliera non debba essere vista come un'ulteriore voce nella lista delle cose da fare, ma come un'opportunità per connettersi con sé stessi su un livello più profondo, promuovendo la pace interiore e una maggiore chiarezza mentale. Attraverso esempi e storie personali, il capitolo illustra come una pratica regolare di riflessione possa migliorare la resilienza emotiva, la soddisfazione personale e la capacità di navigare le sfide della vita con maggiore equanimità.

Concludendo, "Riflessione giornaliera" stabilisce la riflessione come un pilastro fondamentale di un rituale mattutino arricchente, preparando il lettore per la transizione al prossimo punto, "Strategie per l'energia durante il giorno". Questa progressione naturale da una pratica di riflessione interna a strategie orientate all'azione riflette un approccio olistico alla gestione del benessere personale, dove l'introspezione matutina fornisce le basi per affrontare attivamente e consapevolmente le ore che seguono.

CAPITOLO 9. Mantenersi Attivi ed Energetici

9.1 Strategie per l'energia durante il giorno: Presentare tecniche per mantenere l'energia e la concentrazione alte durante il giorno.

Il capitolo 9.1, "Strategie per l'energia durante il giorno", si dedica a esplorare metodi e abitudini che possono aiutare a mantenere e rinvigorire l'energia e la concentrazione lungo l'arco della giornata. Dopo aver stabilito una solida base con il rituale mattutino, questo segmento del libro estende il concetto di benessere quotidiano, affrontando la gestione dell'energia come una componente cruciale per massimizzare la produttività, il benessere e la soddisfazione personale.

Questo capitolo parte dal presupposto che, nonostante una routine mattutina ottimale possa impostare la giornata su un percorso positivo, mantenere livelli consistenti di energia e attenzione richiede un approccio attento e intenzionale durante tutte le ore del giorno. Si discute l'importanza di riconoscere i segnali del proprio corpo e di adottare strategie proattive per affrontare il calo naturale di energia che molti sperimentano nel pomeriggio o nelle ultime ore lavorative.

Tra le strategie proposte, troviamo:

Pausa attiva e movimento: incoraggiare brevi pause per stirarsi o fare una passeggiata, sottolineando come il movimento possa stimolare la circolazione sanguigna e rinvigorire sia il corpo sia la mente.

Alimentazione e idratazione consapevoli: enfatizzare l'importanza di scegliere snack nutrienti e mantenere un'adeguata idratazione come fattori chiave per sostenere l'energia e la concentrazione.

Gestione dello stress e tecniche di rilassamento: offrire metodi per ridurre lo stress accumulato, come tecniche di respirazione profonda, meditazione o yoga breve, che possono essere facilmente integrati anche in ambienti lavorativi.

Cicli di lavoro/riposo: discutere l'utilizzo di tecniche come la tecnica Pomodoro o altri metodi di gestione del tempo che alternano periodi di lavoro focalizzato a brevi pause, per ottimizzare la produttività e prevenire l'affaticamento mentale.

Esposizione alla luce naturale: sottolineare l'importanza di trascorrere tempo all'aperto o vicino a fonti di luce naturale per regolare i ritmi circadiani e migliorare l'umore e l'energia.

Queste strategie sono presentate non solo come risposte ai cali di energia ma anche come pratiche preventive che possono essere integrate nella pianificazione quotidiana per sostenere un livello di benessere costante.

Concludendo, "Strategie per l'energia durante il giorno" equipaggia i lettori con un insieme di strumenti pratici per affrontare le sfide energetiche quotidiane, promuovendo un approccio olistico alla gestione dell'energia che comprende l'attività fisica, la nutrizione, la gestione dello stress e la pianificazione del tempo. Questo capitolo prepara il terreno per il successivo, "L'importanza delle pause attive", che approfondisce l'efficacia di integrare momenti di movimento e rilassamento nella routine giornaliera per mantenere e migliorare l'energia e la concentrazione.

9.2 L'importanza delle pause attive: Discutere come brevi pause di movimento possono rinvigorire mente e corpo.

Il capitolo 9.2, "L'importanza delle pause attive", approfondisce il concetto introdotto precedentemente sulla necessità di incorporare movimento e attività fisica leggera nell'arco della giornata per contrastare gli effetti della sedentarietà e stimolare sia la mente sia il corpo. Questa sezione del libro sottolinea come le pause attive non siano solo un rimedio efficace per il calo di energia durante il giorno ma siano anche fondamentali per la salute fisica a lungo termine, migliorando la circolazione, riducendo il rischio di malattie croniche e aumentando la produttività e la creatività.

Partendo dall'assunto che molti individui trascorrono gran parte della loro giornata seduti, a causa della natura del lavoro d'ufficio o di altri impegni, il capitolo propone una serie di strategie pratiche per integrare pause attive nella routine quotidiana. Queste pause, brevi periodi di movimento distribuiti durante il giorno, possono variare da semplici esercizi di stretching alla scrivania a brevi passeggiate, dall'uso delle scale al posto dell'ascensore a sessioni di yoga o Taijiquan chi di pochi minuti.

Viene discussa l'importanza di pianificare queste pause e di renderle una parte non negoziabile della giornata lavorativa o domestica, proprio come si farebbe per qualsiasi altro impegno. Il testo fornisce esempi concreti di pause attive facilmente realizzabili, come:

Alzarsi per fare qualche minuto di stretching ogni ora.

Camminare durante le chiamate telefoniche.

Praticare esercizi di respirazione o meditazione guidata per rilassare la mente e il corpo.

Organizzare brevi incontri a piedi, se possibile, per discutere progetti o idee lavorative.

Inoltre, il capitolo sottolinea come l'implementazione di pause attive possa migliorare non solo il benessere fisico ma anche quello mentale, contribuendo a ridurre lo stress, aumentare la concentrazione e rinfrescare la mente per affrontare con rinnovato vigore le sfide lavorative o personali.

"L'importanza delle pause attive" illustra anche come la tecnologia possa supportare questa pratica, ad esempio attraverso l'uso di app che ricordano di alzarsi e muoversi o che guidano l'utente attraverso brevi sessioni di esercizio adatte all'ambiente lavorativo.

Concludendo, questo capitolo non solo rafforza il messaggio sulla necessità di un approccio proattivo alla gestione dell'energia e della salute ma fornisce anche strumenti pratici e accessibili per integrare l'attività fisica nella quotidianità. Preparando il terreno per il prossimo punto, "Snack salutari per l'energia", il testo stabilisce un collegamento tra il movimento fisico e l'alimentazione nel contesto di una strategia complessiva per mantenere vitalità ed energia durante tutto il giorno.

9.3 Snack salutari per l'energia: Suggerire idee per snack che forniscono un boost di energia senza appesantire.

Il capitolo 9.3, "Snack salutari per l'energia", si concentra sull'importanza di scegliere spuntini nutrienti che sostengano livelli ottimali di energia e benessere durante il giorno. Dopo aver approfondito l'importanza delle pause attive per stimolare il corpo e la mente, questo segmento del libro esplora come una nutrizione mirata possa essere altrettanto cruciale nel promuovere la vitalità e prevenire i cali di energia che possono verificarsi tra i pasti principali.

Il capitolo inizia evidenziando come gli spuntini non debbano essere visti come abitudini alimentari negative o come "trappole caloriche", ma piuttosto come opportunità per reintegrare l'energia e fornire al corpo una costante fornitura di nutrienti essenziali. Viene sottolineato l'importanza di pianificare gli spuntini con la stessa attenzione dedicata ai pasti principali, scegliendo alimenti che bilancino proteine, carboidrati complessi e grassi sani per un rilascio energetico prolungato e sostenibile.

Tra gli spuntini suggeriti, troviamo:

Frutta fresca con burro di noci: una combinazione di carboidrati naturali e grassi sani per un boost di energia duraturo.

Yogurt greco con semi di chia: per un apporto di proteine e fibre che promuovono la sazietà e sostengono la digestione.

Barrette energetiche fatte in casa: con ingredienti come avena, noci e frutta secca, per uno spuntino facile da trasportare, ricco di nutrienti.

Verdure crude con hummus: per un mix di fibre, proteine e grassi salutari che contribuiscono alla sensazione di pienezza e all'apporto di energia.

Il capitolo offre consigli pratici su come preparare in anticipo questi spuntini per garantire che siano facilmente accessibili durante la giornata lavorativa o in movimento, sottolineando l'importanza di evitare scelte di comodo meno salutari. Viene anche discusso come l'idratazione sia un fattore chiave nel mantenimento dei livelli energetici, incoraggiando l'integrazione di bevande idratanti come acqua, tè verde o succhi di frutta non zuccherati.

In conclusione, "Snack salutari per l'energia" non solo rafforza l'idea che una nutrizione attenta e consapevole sia fondamentale per il benessere quotidiano ma fornisce anche strumenti pratici per integrare queste pratiche alimentari sane nella vita di tutti i giorni. Preparando il lettore per il successivo capitolo, "Gestione dello stress per mantenere l'energia", stabilisce un collegamento diretto tra alimentazione, gestione dello stress e livelli energetici, sottolineando come una strategia olistica verso il benessere personale debba includere un'attenzione equilibrata a dieta, attività fisica e salute mentale.

9.4 Gestione dello stress per mantenere l'energia: Fornire consigli su tecniche di riduzione dello stress che aiutano a preservare l'energia.

Il capitolo 9.4, "Gestione dello stress per mantenere l'energia", affronta una delle sfide più pervasive della vita moderna: lo stress e il suo impatto significativo sui livelli di energia e sul benessere generale. Seguendo la discussione sugli snack salutari per l'energia, questo segmento del libro riconosce che, oltre alla nutrizione fisica, la gestione dello stress è essenziale per mantenere un equilibrio energetico ottimale e promuovere una salute duratura.

Questo capitolo sottolinea come lo stress cronico possa esaurire le riserve di energia del corpo, portando a stanchezza, ridotta concentrazione e, nel tempo, a problemi di salute più gravi. Di fronte a questa realtà, il testo presenta una serie di strategie pratiche e accessibili per gestire lo stress quotidiano, mirate a migliorare la resilienza personale e a mantenere alti livelli di energia e vitalità.

Tra le tecniche proposte, troviamo:

Tecniche di respirazione profonda e meditazione: pratiche comprovate per ridurre lo stress acuto e migliorare la concentrazione mentale, utili per "resettare" lo stato di stress durante la giornata.

Esercizio fisico regolare: oltre ai benefici per la salute fisica, l'attività fisica agisce come un potente antidoto allo stress, grazie al rilascio di endorfine, gli ormoni del benessere.

Tecniche di rilassamento muscolare progressivo: per alleviare la tensione fisica accumulata e favorire un senso di rilassamento e calma.

Gestione del tempo e delle priorità: per ridurre la sensazione di essere sopraffatti dagli impegni, suggerendo di stabilire limiti chiari e di dedicare tempo a attività rilassanti o hobby.

Il capitolo incoraggia i lettori a integrare queste pratiche nella loro routine quotidiana, sottolineando l'importanza di dedicare tempo alla cura personale come parte integrante della gestione dello stress. Viene anche discusso il ruolo del supporto sociale, evidenziando come la condivisione delle proprie esperienze e preoccupazioni con amici, familiari o professionisti possa fornire sollievo e nuove prospettive.

In conclusione, "Gestione dello stress per mantenere l'energia" non solo approfondisce la comprensione dell'interconnessione tra stress, benessere e performance energetica ma offre anche un percorso pratico per affrontare e mitigare lo stress nella vita di tutti i giorni. Preparando il lettore per il prossimo capitolo, "Consigli per un sonno ristoratore", questo segmento stabilisce una base solida per il benessere complessivo, riconoscendo che una gestione efficace dello stress è fondamentale per il recupero energetico e per mantenere un'alta qualità di vita.

9.5 Consigli per un sonno ristoratore: Chiudere il cerchio sottolineando come un buon riposo notturno sia essenziale per la vitalità del giorno successivo.

Il capitolo 9.5, "Consigli per un sonno ristoratore", chiude la discussione sul mantenimento dell'energia e del benessere durante il giorno, ponendo l'attenzione sull'importanza critica del recupero notturno attraverso un sonno di qualità. Dopo aver esplorato come la nutrizione, l'esercizio fisico, e la gestione dello stress influenzino direttamente i livelli di energia, questo segmento del libro riconosce il sonno come uno dei pilastri fondamentali del benessere complessivo, essenziale per il recupero fisico e mentale.

Questo capitolo inizia sottolineando come una notte di sonno di qualità possa migliorare significativamente la funzione cognitiva, la memoria, l'umore e la vitalità generale, oltre a sostenere sistemi corporei chiave come il sistema immunitario e il metabolismo. Viene discusso il ciclo del sonno e come le varie fasi influenzino il recupero, evidenziando l'importanza di un ciclo sonno-veglia regolare per ottimizzare i benefici riparatori del sonno.

Tra i consigli forniti per migliorare la qualità del sonno, troviamo:

Stabilire una routine serale: Creare un rituale serale che segnali al corpo che è tempo di rallentare e prepararsi al riposo, come leggere, fare stretching leggero o praticare la meditazione.

Ottimizzare l'ambiente di sonno: Assicurarsi che la camera da letto sia tranquilla, buia e fresca, e investire in un materasso e cuscini di qualità che supportino una postura di riposo corretta.

Limitare l'esposizione alla luce blu: Ridurre l'uso di dispositivi elettronici che emettono luce blu almeno un'ora prima di coricarsi per non interferire con la produzione di melatonina, l'ormone del sonno.

Mantenere un orario di sonno costante: Andare a letto e svegliarsi alla stessa ora ogni giorno, anche nei fine settimana, per aiutare a regolare l'orologio biologico interno.

Prestare attenzione all'alimentazione serale: Evitare pasti pesanti, caffeina e alcol nelle ore serali, che possono disturbare il sonno.

Il capitolo enfatizza come il sonno non debba essere considerato un lusso o un'attività passiva, ma un elemento attivo e cruciale del benessere personale e della gestione dell'energia. Attraverso esempi pratici e modifiche facilmente applicabili allo stile di vita, i lettori sono incoraggiati a valutare e migliorare le proprie abitudini di sonno.

Concludendo, "Consigli per un sonno ristoratore" non solo offre una guida per ottimizzare il riposo notturno ma stabilisce anche il legame tra sonno di qualità e un risveglio energico e produttivo. Preparando il lettore per la transizione al prossimo punto, "I fondamenti della formazione delle abitudini", il testo allarga la prospettiva, considerando come le abitudini di sonno si inseriscano in un quadro più ampio di abitudini salutari che sostengono uno stile di vita attivo e soddisfacente.

CAPITOLO 10. Creare l'Abitudine

10.1 I fondamenti della formazione delle abitudini: Esplorare come le abitudini si formano e si mantengono nel tempo.

Il capitolo 10.1, "I fondamenti della formazione delle abitudini", segna l'inizio di una nuova sezione dedicata a esplorare come le abitudini si formano, si mantengono e possono essere modificate nel tempo per sostenere uno stile di vita più sano e soddisfacente. Dopo aver discusso l'importanza del sonno ristoratore come componente fondamentale del benessere quotidiano, questo segmento del libro allarga la prospettiva per affrontare il tema più ampio delle abitudini, enfatizzando come i comportamenti ripetuti influenzino profondamente la salute fisica, mentale ed emotiva.

Questo capitolo introduce il concetto di loop dell'abitudine, che descrive come le abitudini siano formate da un ciclo di scatenante, routine e ricompensa. Viene spiegato come la comprensione di questo processo possa offrire intuizioni preziose su come instaurare nuove abitudini salutari o modificare quelle esistenti che non servono più il benessere dell'individuo.

Tra i principi fondamentali discussi, troviamo:

Piccoli cambiamenti: L'importanza di iniziare con piccoli passi, stabilendo obiettivi raggiungibili che possono essere gradualmente ampliati, per evitare la sensazione di sopraffazione e favorire il successo a lungo termine.

Consistenza: Come mantenere una nuova abitudine richieda pratica regolare e ripetizione, sottolineando l'importanza di integrare nuovi comportamenti nella routine quotidiana in modo che diventino automatici.

Ambiente favorevole: La creazione di un ambiente che supporti le nuove abitudini, rimuovendo ostacoli e predisponendo scelte salutari più facili e accessibili.

Supporto sociale: Come il coinvolgimento di amici, familiari o gruppi di supporto possa fornire motivazione aggiuntiva e incoraggiamento, rendendo il processo di cambiamento più piacevole e meno isolato.

Riflessione e adattamento: La necessità di riflettere regolarmente sul progresso e di essere disposti a regolare il corso in base ai risultati e alle esperienze personali, accettando che il percorso verso il cambiamento non sia lineare.

Il capitolo conclude sottolineando come la formazione delle abitudini non sia solo una questione di volontà o disciplina, ma un processo complesso influenzato da numerosi fattori interni ed esterni. Attraverso un approccio basato sulla comprensione e la gentilezza verso sé stessi, è possibile navigare il viaggio verso il cambiamento con maggiore consapevolezza ed efficacia.

Preparando il lettore per il prossimo punto, "Impostare obiettivi realizzabili", "I fondamenti della formazione delle abitudini" stabilisce una base solida per comprendere e applicare strategie concrete per costruire abitudini sostenibili che sostengano un benessere duraturo e una vita piena di soddisfazione.

10.2 Impostare obiettivi realizzabili: Sottolineare l'importanza di stabilire obiettivi a breve termine che siano specifici, misurabili e raggiungibili, per incoraggiare il progresso costante senza sovraccarico.

Il capitolo 10.2, "Impostare obiettivi realizzabili", si addentra nella cruciale pratica di definire obiettivi specifici, misurabili, raggiungibili, rilevanti e temporaneamente definiti (SMART) come fondamento per il successo nella formazione di abitudini salutari e nel mantenimento di uno stile di vita attivo e soddisfacente. Dopo aver esplorato i principi basilari della formazione delle abitudini, questo segmento del libro si concentra su come l'impostazione di obiettivi ben definiti possa funzionare come bussola, guidando le azioni quotidiane e fornendo un senso di direzione e scopo.

Questo capitolo illustra l'importanza di rompere gli obiettivi a lungo termine in traguardi più piccoli e gestibili, rendendo il processo di cambiamento meno intimidatorio e più accessibile. Attraverso esempi concreti e storie di successo, i lettori vengono incoraggiati a considerare non solo cosa vogliono raggiungere, ma anche perché questi obiettivi sono significativi per loro, aumentando così la motivazione intrinseca e l'investimento personale nel processo di cambiamento.

Tra le strategie proposte, troviamo:

Specificità: Essere chiari e precisi su ciò che si desidera raggiungere, delineando obiettivi che siano chiaramente definiti e facilmente comprensibili.

Misurabilità: Stabilire criteri concreti per il monitoraggio dei progressi, consentendo di valutare l'efficacia delle proprie azioni e di regolare il tiro se necessario.

Raggiungibilità: Assicurarsi che gli obiettivi siano sfidanti ma realistici, evitando di impostare aspettative troppo alte che potrebbero portare a frustrazione e scoraggiamento.

Rilevanza: Scegliere obiettivi che siano direttamente collegati ai propri valori e aspirazioni, garantendo che il percorso intrapreso sia significativo e motivante.

Temporalità: Definire una tempistica chiara, con scadenze e tappe intermedie, per mantenere un senso di urgenza e di focalizzazione.

Il capitolo enfatizza come l'impostazione di obiettivi SMART possa non solo guidare l'adozione di nuove abitudini ma anche celebrare il raggiungimento di traguardi, fornendo occasioni per riflettere sul progresso compiuto e riconoscere i propri successi, alimentando ulteriormente la motivazione.

Concludendo, "Impostare obiettivi realizzabili" fornisce ai lettori gli strumenti per navigare il processo di cambiamento con fiducia e determinazione, preparando il terreno per il successivo capitolo, "Celebrare i successi", che si concentra sull'importanza di riconoscere e valorizzare ogni passo avanti nel percorso verso il benessere personale e la realizzazione degli obiettivi di vita.

10.3 Celebrare i successi: Mostrare come riconoscere e festeggiare i piccoli traguardi può motivare e rafforzare l'impegno verso la routine.

Il capitolo 10.3, "Celebrare i successi", approfondisce un aspetto cruciale del percorso verso il cambiamento e il mantenimento di abitudini salutari: il riconoscimento e la celebrazione dei propri successi, grandi e piccoli. Seguendo il tema dell'impostazione di obiettivi realizzabili, questo segmento del libro evidenzia come la celebrazione dei traguardi raggiunti possa rinforzare la motivazione, aumentare l'autostima e sostenere l'impegno a lungo termine verso uno stile di vita più sano e soddisfacente.

Questo capitolo inizia sottolineando l'importanza di riconoscere ogni progresso, indipendentemente dalla sua dimensione. In un mondo che spesso enfatizza risultati grandiosi e trasformazioni rapide, il testo ricorda ai lettori che il vero cambiamento avviene gradualmente e che ogni passo avanti merita di essere celebrato. Ciò include non solo gli obiettivi finali ma anche i piccoli successi quotidiani che, accumulandosi nel tempo, contribuiscono a trasformazioni significative.

Tra le strategie proposte per celebrare i successi, troviamo:

Registro dei successi: Mantenere un diario o un registro dei propri progressi e successi, per riflettere su quanto si è avanzati e riconoscere gli sforzi compiuti.

Riconoscimento pubblico: Condividere i propri traguardi con amici, familiari o sui social media, per raccogliere supporto e incoraggiamento dalla propria rete sociale.

Ricompense significative: Stabilire ricompense personali per il raggiungimento di determinati obiettivi, scegliendo premi che siano significativi e che riflettano gli interessi personali, come un libro desiderato, un'esperienza speciale o un oggetto che si desiderava da tempo.

Riflessione e gratitudine: Dedicare tempo alla riflessione sul proprio percorso, esprimendo gratitudine verso sé stessi per l'impegno e la determinazione dimostrati nel perseguire i propri obiettivi.

Il capitolo sottolinea come la capacità di riconoscere e celebrare i propri successi possa non solo migliorare il benessere psicologico ma anche rafforzare l'identità di una persona come individuo capace di realizzare cambiamenti positivi nella propria vita. Questa pratica può trasformare la percezione delle sfide future, da ostacoli insormontabili a opportunità di crescita e apprendimento.

Concludendo, "Celebrare i successi" non solo arricchisce il viaggio verso una vita più sana e attiva ma promuove anche un approccio compassionevole e positivo al miglioramento personale. Preparando il terreno per il successivo capitolo, "Riconoscere e superare gli ostacoli", il testo stabilisce una base solida per affrontare le inevitabili sfide lungo il percorso con resilienza e ottimismo, sottolineando che il riconoscimento dei propri successi è tanto importante quanto l'impegno continuo nel perseguire i propri obiettivi.

10.4 Riconoscere e superare gli ostacoli: Identificare le sfide comuni che possono ostacolare le nuove abitudini e strategie per affrontarle efficacemente.

Il capitolo 10.4, "Riconoscere e superare gli ostacoli", si addentra nell'inevitabile realtà che, lungo il percorso verso il cambiamento e il mantenimento di abitudini salutari, si incontreranno sfide e ostacoli. Dopo aver esplorato l'importanza di celebrare i successi, questo segmento del libro si concentra su come identificare, affrontare e superare le difficoltà che possono emergere, sottolineando che la resilienza e l'adattabilità sono fondamentali per il successo a lungo termine.

Questo capitolo inizia evidenziando che gli ostacoli non sono segni di fallimento, ma piuttosto occasioni di apprendimento e crescita. Attraverso un approccio proattivo e riflessivo, è possibile trasformare le sfide in trampolini di lancio verso una maggiore forza e determinazione. Viene posta particolare attenzione alla comune esperienza di incontrare rallentamenti o regressioni nel percorso verso gli obiettivi di benessere, con il testo che fornisce strategie concrete per mantenere la motivazione e la focalizzazione.

Tra le strategie proposte, troviamo:

Analisi degli ostacoli: Imparare a identificare le cause radice degli ostacoli, che possono essere sia interni (come la mancanza di motivazione o di fiducia in sé stessi) che esterni (come il tempo o le risorse limitate).

Pianificazione strategica: Sviluppare piani di azione dettagliati che includano soluzioni alternative e piani B, per garantire che si possa continuare a progredire nonostante le difficoltà incontrate.

Ricerca di supporto: Non esitare a cercare il supporto di amici, familiari o professionisti quando si affrontano ostacoli particolarmente difficili, riconoscendo che chiedere aiuto è un segno di forza, non di debolezza.

Celebrazione dei piccoli passi: Mantenere il focus sui progressi compiuti, anche quando sembrano minori, per nutrire la motivazione e l'autostima.

Mantenimento della flessibilità: Essere disposti ad adattare gli obiettivi o le strategie in risposta alle sfide incontrate, mantenendo una prospettiva aperta e flessibile sul percorso di cambiamento.

Il capitolo conclude enfatizzando che il superamento degli ostacoli richiede tempo, pazienza e perseveranza. Attraverso esempi ispiratori e consigli pratici, i lettori sono incoraggiati a vedere ogni sfida come un'opportunità per approfondire la propria comprensione di sé e per rafforzare le proprie capacità di resilienza e adattabilità.

Preparando il lettore per il successivo capitolo, "La flessibilità come chiave del successo a lungo termine", "Riconoscere e superare gli ostacoli" stabilisce una base solida per navigare le complessità del cambiamento, evidenziando che la capacità di affrontare e superare le sfide è essenziale per il raggiungimento di un benessere duraturo e significativo.

10.5 La flessibilità come chiave del successo a lungo termine: Incoraggiare l'adattabilità nella routine, consentendo modifiche e aggiustamenti per mantenere le abitudini al passo con le evoluzioni della vita.

Il capitolo 10.5, "La flessibilità come chiave del successo a lungo termine", sottolinea l'importanza dell'adattabilità nelle abitudini e negli obiettivi di vita come componente cruciale per mantenere il benessere personale e il successo delle abitudini nel tempo. Seguendo la discussione su come riconoscere e superare gli ostacoli, questo segmento del libro approfondisce come l'approccio flessibile al cambiamento possa non solo aiutare a navigare le sfide ma anche a cogliere opportunità inaspettate di crescita e apprendimento.

Questo capitolo esplora l'idea che la rigidezza, sia nel pensiero sia nell'azione, possa spesso portare a frustrazione e scoraggiamento, specialmente quando le circostanze della vita cambiano in modi che rendono gli obiettivi originali irrealizzabili o meno pertinenti. La flessibilità, al contrario, permette di rimanere aperti a nuove possibilità, adattando le proprie azioni e aspettative alla realtà in continua evoluzione.

Vengono condivise diverse strategie per coltivare una mentalità flessibile, tra cui:

Sviluppare una mentalità di crescita: Credere nella capacità di imparare e adattarsi attraverso le esperienze, vedendo gli ostacoli come opportunità per sviluppare nuove competenze e conoscenze.

Pianificazione per l'imprevisto: Includere la flessibilità nei piani e nelle routine, anticipando che ci saranno giorni in cui le cose non andranno secondo i piani e preparandosi a modificare il corso di conseguenza.

Rivalutazione periodica degli obiettivi: Prendersi il tempo per riflettere regolarmente sui propri obiettivi e sulle abitudini, valutando se continuano a servire il proprio benessere o se necessitano di aggiustamenti.

Praticare l'auto-compassione: Essere gentili con sé stessi quando le cose non vanno come previsto, riconoscendo che l'adattabilità e la perseveranza sono più preziose della perfezione.

Il capitolo discute anche come l'adattabilità possa essere applicata non solo agli obiettivi personali e alle abitudini ma anche alle interazioni con gli altri, promuovendo relazioni più resilienti e soddisfacenti. Attraverso esempi reali e testimonianze, i lettori vengono incoraggiati a vedere la flessibilità non come una concessione ma come una forza, un mezzo attraverso il quale possono vivere una vita piena e reattiva alle loro vere esigenze e desideri.

Concludendo, "La flessibilità come chiave del successo a lungo termine" fornisce una prospettiva rinnovata sul percorso verso il benessere personale, enfatizzando come l'adattabilità possa migliorare la capacità di mantenere abitudini salutari nel corso del tempo. Preparando il lettore per il prossimo capitolo, "Riflessione e adeguamento", questo segmento del libro pone le basi per un approccio continuo di riflessione e adattamento, essenziale per realizzare una vita di successo e soddisfazione duraturi.

10.6 Riflessione e adeguamento: Guidare il lettore a periodiche auto-valutazioni della propria routine, incoraggiando una mentalità di crescita che accoglie il cambiamento e l'ottimizzazione delle abitudini per un benessere duraturo.

Il capitolo 10.6, "Riflessione e adeguamento", serve come conclusione del libro, raccogliendo e sintetizzando i temi esplorati nei capitoli precedenti per fornire una visione complessiva del processo di formazione e mantenimento di abitudini salutari. Questo segmento finale enfatizza l'importanza di un approccio riflessivo e adattivo alla vita, sottolineando come la capacità di riflettere sul proprio percorso e di adeguarsi alle mutevoli circostanze sia fondamentale per il successo a lungo termine e per il benessere personale.

In questo capitolo, si ribadisce che il viaggio verso il cambiamento e l'autosviluppo è un processo continuo, che richiede impegno, consapevolezza e una disposizione alla crescita personale. La riflessione viene presentata come uno strumento potente per valutare le proprie esperienze, riconoscere i progressi fatti e identificare aree di miglioramento o nuove direzioni da esplorare. Viene sottolineata l'importanza di stabilire momenti regolari per questa pratica, incoraggiando i lettori a considerarla un'abitudine tanto cruciale quanto qualsiasi altra attività di cura personale.

Le strategie per facilitare una riflessione efficace includono:

Diario personale: Utilizzare un diario per annotare pensieri, sentimenti e osservazioni può aiutare a tracciare il progresso nel tempo e a chiarire pensieri e priorità.

Revisione degli obiettivi: Prendersi il tempo per rivedere periodicamente gli obiettivi, valutando ciò che è stato raggiunto e ciò che richiede ulteriori sforzi o un reindirizzamento.

Feedback esterno: Cercare feedback da amici fidati, familiari o mentori per ottenere prospettive diverse e consigli costruttivi.

Celebrazione e gratitudine: Riconoscere e celebrare i successi, non importa quanto piccoli, e praticare la gratitudine per i progressi fatti e le lezioni apprese.

Questo capitolo conclude il libro sottolineando che, mentre gli obiettivi e le strategie possono cambiare, l'impegno verso la propria crescita e benessere dovrebbe rimanere costante. Viene ricordato ai lettori che la vita è un viaggio ricco di apprendimenti, sfide e opportunità per la trasformazione personale. Attraverso la riflessione regolare e l'adattamento, ogni individuo ha il potere di plasmare la propria vita in modo significativo, perseguendo felicità, salute e soddisfazione.

Concludendo, "Riflessione e adeguamento" non è solo una chiusura del libro ma un invito a intraprendere un percorso di auto-scoperta e miglioramento continuo, con la consapevolezza che ogni giorno offre una nuova opportunità per crescere, apprendere e avvicinarsi alla versione più autentica e realizzata di sé.

Un saluto al lettore

Mentre chiudiamo questo capitolo del tuo viaggio – e del libro – voglio lasciarti con un pensiero che spero ti accompagni nei giorni, nei mesi e negli anni a venire. La ricerca del benessere e di una vita piena di significato è un percorso tanto personale quanto universale. Lungo la strada, incontrerai inevitabilmente ostacoli e sfide, ma ricorda che ogni passo, anche quello che sembra indietreggiare, fa parte di un mosaico più grande che stai componendo.

Non sei solo in questo viaggio. Ogni pagina che hai voltato, ogni nuovo insight che hai guadagnato, ti avvicina a quella versione di te stesso che sogni di essere. E mentre procedi, sappi che la perseveranza, la gentilezza verso te stesso e la capacità di adattarti saranno i tuoi alleati più preziosi.

Ti incoraggio a vedere ogni giorno come un'opportunità di rinnovamento e crescita. I cambiamenti duraturi richiedono tempo, pazienza e, soprattutto, amore per sé stessi. Celebrare i piccoli successi, praticare la gratitudine e rimanere fedeli ai tuoi valori fondamentali ti illumineranno il cammino.

Mentre metti da parte questo libro e continui il tuo cammino, ricorda che il benessere non è una destinazione ma un viaggio. Le sfide che incontri non definiscono chi sei ma piuttosto ti offrono l'opportunità di dimostrare la tua forza e il tuo impegno verso te stesso.

Va avanti con coraggio, curiosità e compassione. Lascia che ogni giorno sia un'occasione per apprendere, amare e crescere. E, soprattutto, ricorda che la tua storia è unica e straordinaria. Scrivila con intenzionalità, vivila con passione e condividila con generosità.

Questo è un augurio di inizi radiosi e di strade che si aprono all'orizzonte, piene di possibilità e speranza. La tua avventura continua, e il mondo attende il dono della tua presenza piena e vibrante.

Vai avanti, esploratore del tuo infinito paesaggio interiore, e possa ogni giorno portarti più vicino alla realizzazione dei tuoi sogni più cari.